AF464471

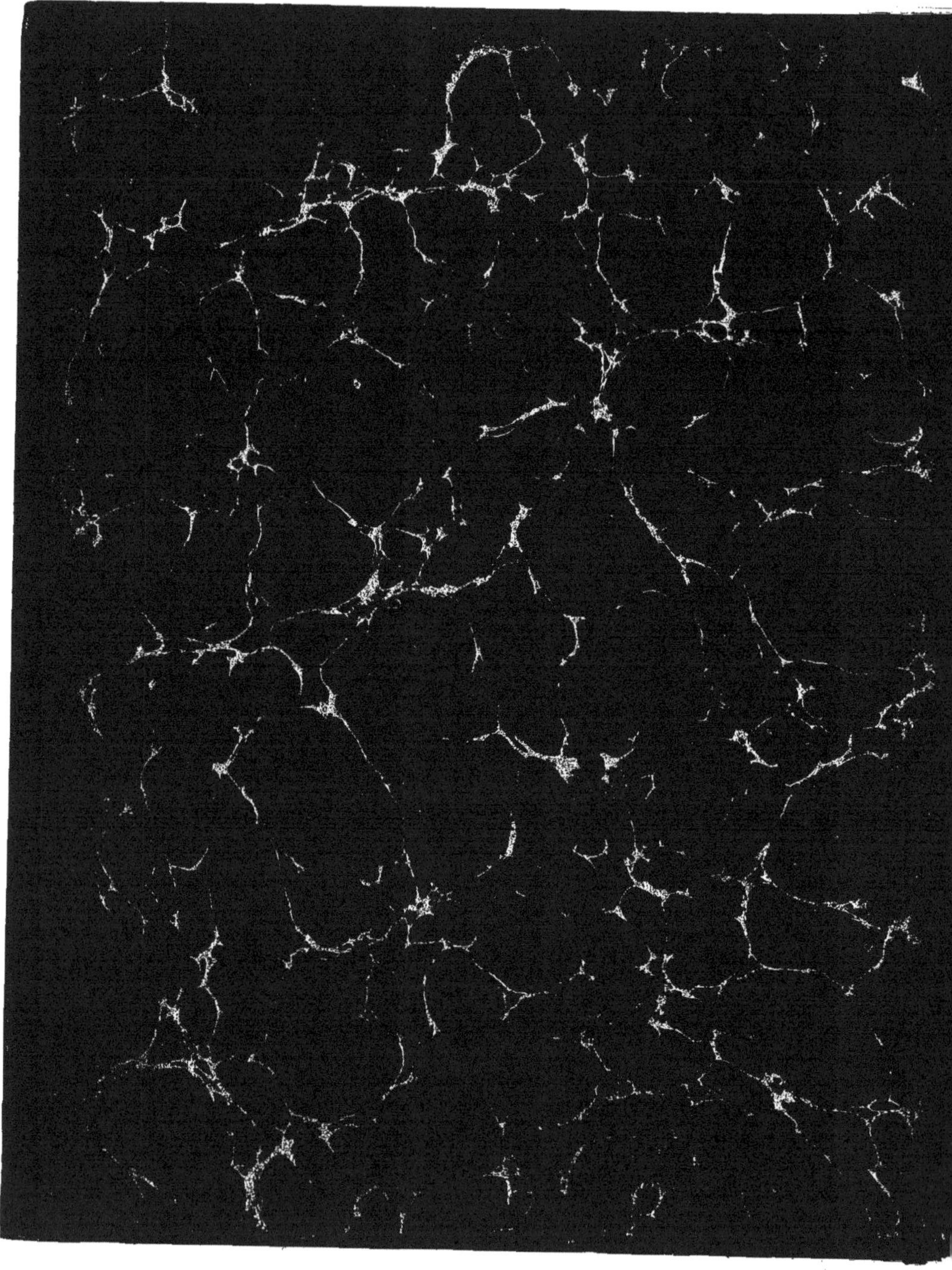

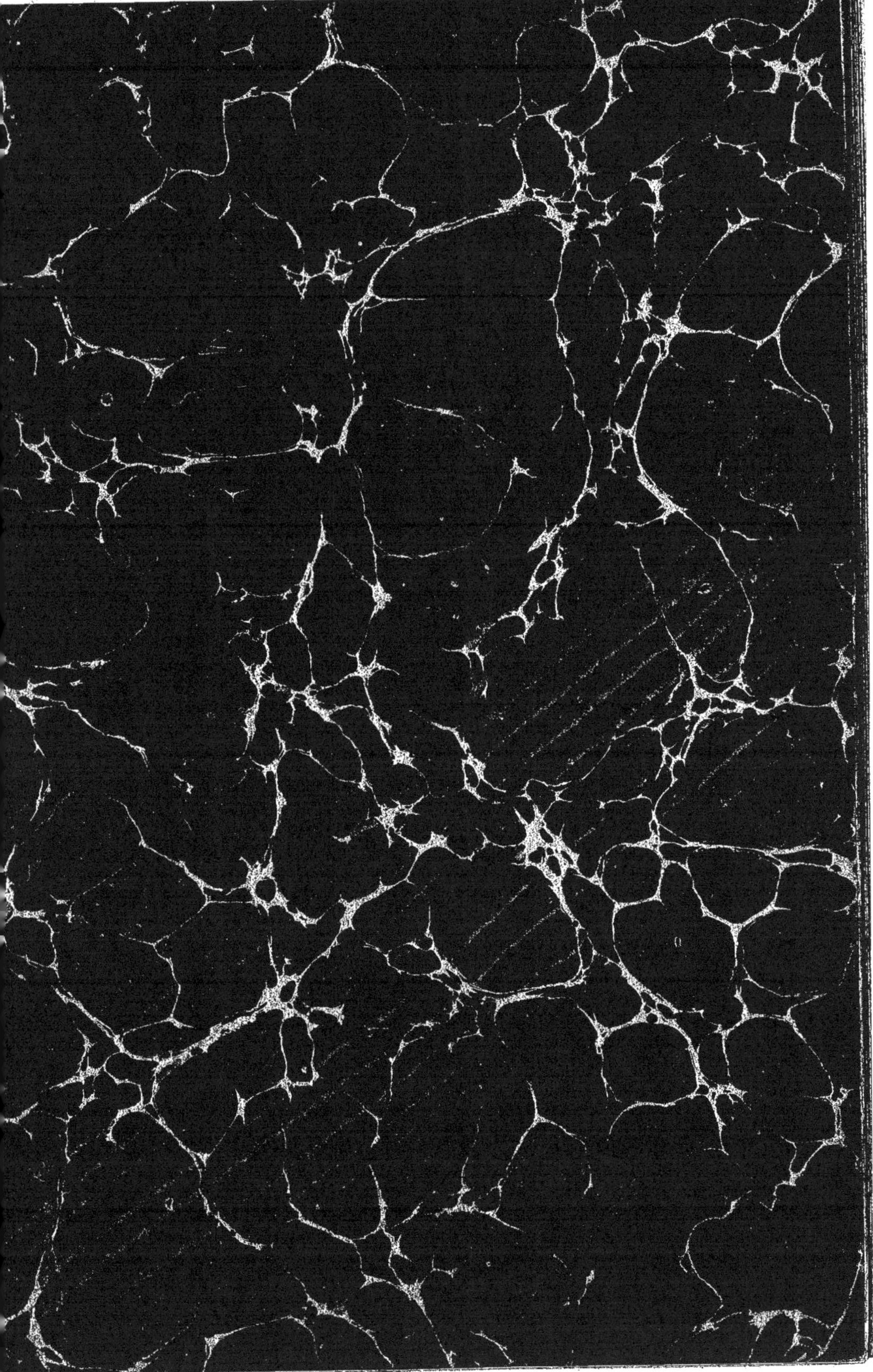

ŒUVRES

DU DOCTEUR

JULES GUÉRIN

Officier de la Légion d'honneur, Officier de l'ordre de Léopold de Belgique
Grand Officier de l'ordre du Lion et du Soleil de Perse

Fondateur de la Gazette médicale de Paris
Membre titulaire de l'Académie de médecine de Paris
Membre honoraire de l'Académie royale de médecine de Belgique
de l'Académie médico-chirurgicale de Naples, de l'Académie pontanienne de la même ville
de la Société médico-chirurgicale de Berlin, de la Société de médecine de Hambourg
de l'Académie impériale médico-chirurgicale de Saint-Pétersbourg
Etc., etc., etc

ATLAS

PARIS
AU BUREAU DE LA PUBLICATION
RUE DE VAUGIRARD, 46

1880

Planches 1 *à* 15. 1re *Livraison*

EXPLICATION DES PLANCHES

PLANCHES I, II, III

OBSERVATION I

PLANCHE I

La PLANCHE I représente au trait, grandeur naturelle, le fœtus monstre de l'observation I, page 43, pour donner une idée de l'ensemble de ses formes extérieures.

La FIGURE 1 le fait voir de profil. Les méninges crâniennes sont soulevées, les autres parties sont dans la situation qu'elles affectent chez le sujet. — 1. Débris des méninges soulevées. — 2. Cheveux. — 3. Bande de poils occupant les côtés de l'épine. — 4. Sommet de l'excurvation dorsale de l'épine. — 5. Sommet de l'excurvation lombaire. — 6 6. Membres supérieurs, les articulations huméro-cubitales sont dans une extension exagérée. — 7 7. Articulations des avant-bras avec les mains; celles-ci, fléchies sur le bord externe des avant-bras, remontent presque parallèlement à ces derniers. — 8. Tubercule représentant le pouce de la main droite. Il renferme la dernière phalange et tient à l'os trapèze par un petit ligament. — 9 9. Pieds bots varus équins extrêmes.

FIG. 2. — Le même, vu de face. — 1 et 2. Comme pour la fig. 1. — 3 3. Mains botes. — 4. Pouce rudimentaire de la main droite. — 5. Pouce rudimentaire de la main gauche : il lui manque l'os métacarpien. — 6 6. Pieds bots varus équin.

PLANCHE II

ANATOMIE DU SUJET DE LA PLANCHE PRÉCÉDENTE.

FIG. 1. — Vue antérieure du tronc, offrant une difformité du thorax, produite par la rétraction des grands pectoraux. Les téguments du cou et du thorax sont enlevés. A droite, on a enlevé de même toutes les parties molles jusqu'aux côtes et aux muscles intercostaux, pour faire voir l'interruption des 2e, 3e et 4e cartilages sternaux et le chevauchement des côtes sur ces cartilages. Le menton, qui était appliqué sur le sternum, est fortement soulevé pour laisser voir les muscles du cou. Le membre supérieur droit est tiré en dehors et dépouillé des muscles. — 1. Symphyse du menton. — 2. Os hyoïde. — 3. Sternum. — 4 4 4. 2e, 3e et 4e cartilages sternaux du côté droit, interrompus en dehors et repliés par leurs extrémités sous les côtes. — 5 5 5. 1er, 5e et 6e cartilages sternaux, repliés en dedans mais non interrompus. — 6 6 6 6. 1re, 5e, 6e et 7e côtes se continuant avec leurs cartilages respectifs. — 7 7 7. 2e, 3e et 4e côtes droites chevauchant sur les extrémités des cartilages costaux correspondants. — 8. Clavicule droite, extrêmement courbée, élevée et portée en dedans. — 9. Côte de l'omoplate. — 10. Acromion. — 11. Apophyse coracoïde. — 12. Humérus. — 13 13 13. Muscles digastriques tous rétractés. — 14 14. Sterno-hyoïdien. — 15. Sterno- et cléido- mastoïdiens gauches (tous rétractés). — 16. Faisceaux musculaires anormaux dont le plus superficiel semble remplacer le sous-clavier, s'attachant à la clavicule, et dont l'inférieur se fixe à l'apophyse coracoïde. — 17. Grand pectoral gauche, fortement rétracté. — 18. Extrémité supérieure du petit pectoral. — 19. Bord antéro-inférieur du grand dorsal. — 20. Lame musculaire formée par la réunion des intercostaux de plusieurs espaces au point d'interruption des cartilages costaux. — 21. Deltoïde gauche. Son bord antérieur est soulevé pour laisser voir les deux muscles anormaux et l'extrémité supérieure du petit pectoral. — 22. Coraco-huméral (le biceps manquant). — 23. Brachial antérieur. — 24. Long chef du triceps.

FIG. 2. — Le même vu de trois quarts par ses faces postérieure et gauche, offrant un spina bifida complet avec incurvation extrême de la région dorso-lombaire déterminée par la rétraction des muscles de l'épine. Les racines des nerfs spinaux et la lame méningée qui tapissait le canal rachidien, largement ouvert, sont enlevés, de même que les téguments et les muscles superficiels de la moitié gauche du dos, pour laisser à nu les muscles de l'épine, fortement rétractés. — 1 1 1. Intérieur de la base du crâne, très inégal. — 2 2. Membre supérieur gauche. — 3. Saillie formée par l'extrémité supérieure du fémur gauche, luxé en arrière et en haut. — 4 4. Face postérieure des corps vertébraux. — 5 5. Orifices intra-rachidiens des trous de conjugaison. — 6 6 6. Face antérieure des lames vertébrales devenues postérieures par le renversement des apophyses épineuses. — 7. Bande cartilagineuse régnant tout le long du bord libre des lames vertébrales, et représentant les moitiés correspondantes des apophyses épineuses. — 8. Masse commune gauche. — 9. Sacro-lombaire, fortement tendu et s'opposant au redressement de la colonne vertébrale. — 10. Long dorsal, encore plus rétracté que le précédent, et bridant la colonne avec plus d'énergie. Ce muscle se continue en haut avec la masse commune (11) formée par tous les muscles postérieurs du cou. Cette masse, rétractée à un point extrême, et presque entièrement fibreuse, s'oppose, conjointement avec les muscles antérieurs du cou, au redressement de la colonne cervicale et aux mouvements de la tête.

FIG. 3. — La colonne vertébrale, le bassin, avec une partie des côtes et des membres inférieurs du même sujet, vus par leur face antérieure, presque entièrement dépouillés des parties molles pour mettre à découvert la face antérieure de la colonne et l'intérieur du bassin, et montrer la courbure de l'épine, la rétraction des psoas et la déformation du bassin, subordonnée à cette rétraction. — 1. Colonne cervicale rudimentaire. — 2 2. Région dorsale offrant une excurvation légère dans sa partie moyenne et des incurvations vers ses deux extrémités. — 3. Sommet de l'incurvation dorso-lombaire. — 4. Sacrum. — 5. Coccyx. — 6 6 6. Côtes. — 7 7. Crêtes iliaques, branches horizontales des pubis comprimées latéralement sous l'influence de la rétraction des psoas. — 8. Portion du fémur gauche luxé. Sa tête cartilagineuse est représentée dans un état de dessiccation et de ratatinement. — 9. Ligament coxo-fémoral interarticulaire. — 10 10. Portion du diaphragme. — 11 11. Muscles psoas rétractés s'opposant au redressement de la colonne et déprimant latéralement le bassin. — 12 12. Muscles iliaques.

FIG. 4. — Colonne vertébrale isolée, vue par sa face latérale droite, pour montrer la direction et le degré de ses courbures. — 1. Colonne cervicale rudimentaire. — 2 2. Colonne dorsale. — 3 3. Région lombaire entièrement comprise dans l'excurvation. — 4. Sacrum. — 5. Coccyx.

PLANCHE III

Anatomie des membres du même sujet faisant voir la rétraction de presque tous les muscles ayant produit des mains botes, des pieds bots et des luxations des fémurs et autres articulations.

FIG. 1. — Membre supérieur gauche, le bras vu par sa face antérieure ; l'avant-bras et la main en pronation et par conséquent vus par leur face postérieure ; les téguments enlevés pour faire voir la disposition des muscles. — 1. Trochlée de l'humérus abandonné en grande partie par l'apophyse coronoïde du cubitus. — 1' Epitrochlée. — 2. Condyle externe et épicondyle recouverts par les insertions des muscles postérieurs de l'avant-bras. — 3. Extrémité inférieure du cubitus, seul arc-boutant de la main. — 4. Partie inférieure du premier métacarpien ; l'autre partie est remplacée. — 5. Ligament qui s'attache au carpe. — 6. Portion du muscle peaucier (*Platysma myoides*). — 7. Grand pectoral. — 8. Deltoïde. — 9. Coraco-brachial (le biceps manquant). — 10. Brachial antérieur. — 11. Cubital postérieur. — 12. Extenseur propre du petit doigt. — 13. Extenseur commun des doigts. — 14. Fléchisseur profond des doigts attaché en haut à la trochlée de l'humérus. — 15. Fléchisseur superficiel des doigts. — 16. Adducteur du petit doigt. — 17. Interosseux dorsaux. — 18. Ligament annulaire postérieur du carpe. — 19. Nerf médian très volumineux.

FIG. 2. — Le même membre soulevé et vu par la face opposée. — 1. Épitrochlée de l'humérus. — 2 Apophyse olécrâne, remontée derrière l'humérus. — 3. Extrémité inférieure du cubitus. — 4. Muscle grand pectoral. — 5. Bord antérieur du grand dorsal. — 6. Grand rond. — 7. Deltoïde. — 8. Triceps. — 9. Coraco-brachial se prolongeant jusqu'à l'épitrochlée. — 10. Petit chef, distinct du précédent, remplaçant le biceps. — 11. Cubital antérieur. — 12. Grand palmaire. — 13. Petit palmaire. — 14. Fléchisseur superficiel des doigts. — 15. Tendons du fléchisseur profond. — 16. Lombricaux. — 17. Adducteur du petit doigt. — 18. Petit fléchisseur du petit doigt. — 19. Interosseux palmaires. — 20. Artère humérale. — 21. Nerf axillaire. — 22. Nerf radial. — 23. Nerf cutané interne. — 24. Nerf médian. — 25. Portion palmaire du médian se divisant pour former les collatéraux. — 26. Nerf cubital. — 27. Branche palmaire superficielle du cubital. — 28. Branche palmaire profonde du cubital.

FIG. 3. — Membre inférieur du côté droit dans la position qu'il affecte chez ce monstre. Les téguments sont enlevés ainsi que les muscles fessiers, pour laisser voir la luxation coxo-fémorale ; la capsule articulaire est ouverte, mais les surfaces sont restées dans la situation qu'elles affectent chez ce sujet. On voit la flexion du genou en avant, l'ascension de la rotule, le déplacement du couturier, la rétraction de tous les muscles et le pied bot. — 1. Os iliaque. — 2. Tête du fémur, déplacée en haut. — 2' 2'. Bords de la section de la capsule articulaire. — 2''. Ligament interarticulaire allongé. — 3. Grand trochanter offrant encore les insertions des muscles moyen et petit fessiers. — 4. Condyle interne du fémur tourné en avant. — 5. Rotule remontée au-devant du fémur. — 6. Tibia fléchi en avant et subluxé en dehors. — 7. Malléole externe. — 8. Muscle tenseur du fascia lata coupé en travers et relevé par une érigne. — 9. Couturier considérablement raccourci et devenu extenseur de la jambe. — 10. Droit antérieur également raccourci et aminci. — 11. Vaste externe. — 12. Vaste interne. — 13. Pectiné. — 14. Petit adducteur de la cuisse. — 15. Moyen adducteur. — 16. Grand adducteur. — 17. Droit interne. — 18. Tendon du jambier antérieur. — 19. Tendon de l'extenseur propre du gros orteil. — 20. Tendon de l'extenseur commun. — 21. Tendon du péronier antérieur, très gros et épanoui en patte d'oie. — 22. Jumeau interne. — 23. Soléaire. — 24. Pédieux : le chef pour le gros orteil manque. — 25. Nerf crural. — 26. Nerf saphène.

FIG. 4. — L'os iliaque droit avec une portion du fémur, vus par leur face externe et dépouillés des parties molles. La capsule articulaire est ouverte et le fémur récliné en arrière pour faire voir l'intérieur de l'articulation luxée. — 1. Testicule droit qui était arrêté dans le canal inguinal, soulevé par une érigne. — 2 2. Pénis et scrotum. — 3. Muscle pectiné coupé près de son insertion à la crête du pubis. — 4 4. Os iliaque. — 5. Membrane obturatrice. — 6. Fémur. — 7. Tête du fémur. — 8. Petit trochanter s'articulant par arthrodie avec la surface correspondante de l'os iliaque. — 9. Insertion du tendon des psoas et iliaque. — 10 10. Capsule articulaire coxo-fémorale, ouverte. — 11. Ligament rond. — 12. Capsule synoviale anomale autour de l'articulation du petit trochanter avec l'os iliaque. — 13. Ancienne cavité cotyloïde. — 14. Sourcil cotyloïdien formant la ligne de démarcation entre l'ancienne et la nouvelle cavité cotyloïde. — 15. Surface de l'os iliaque encroûtée du cartilage en rapport avec le petit trochanter.

TAB. I.

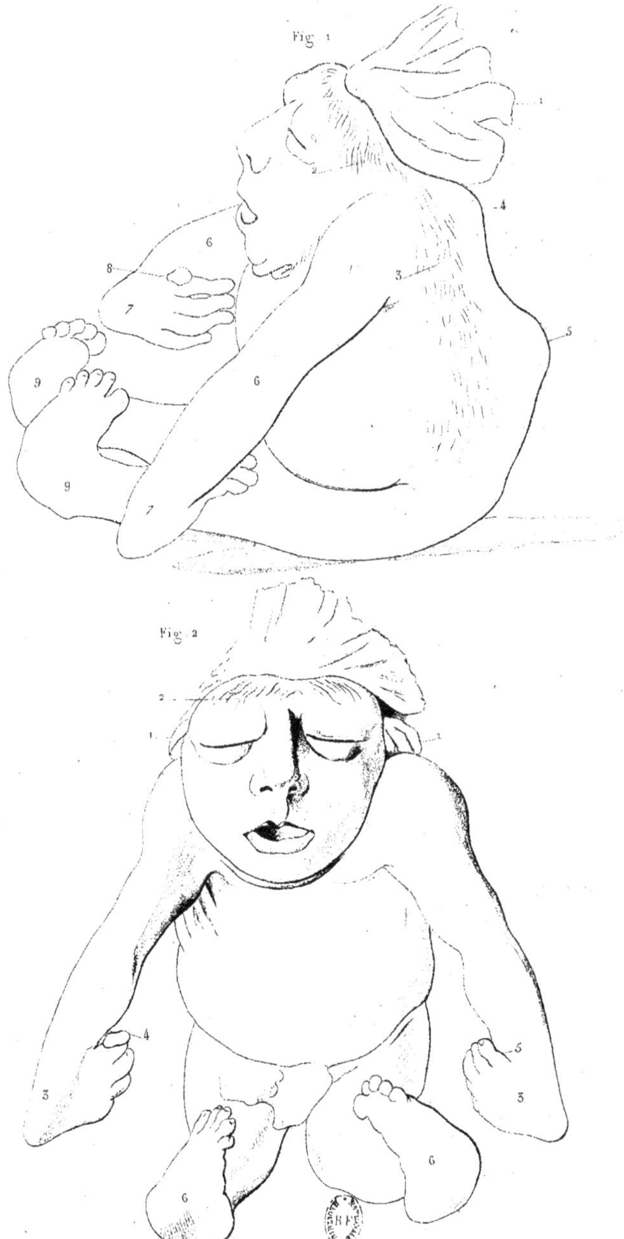

Werner del. Gabriel sc.

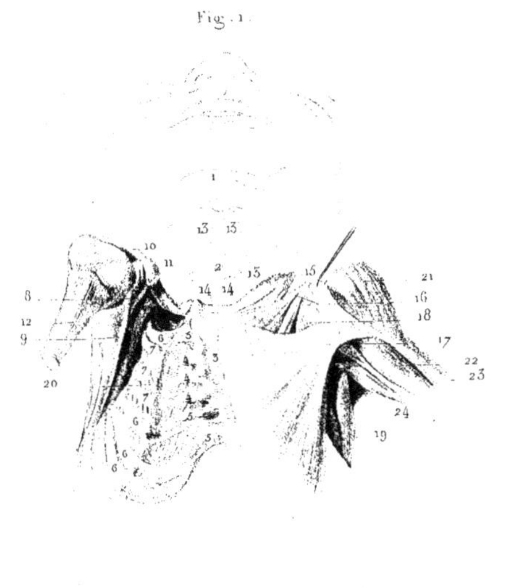
Fig. 1.

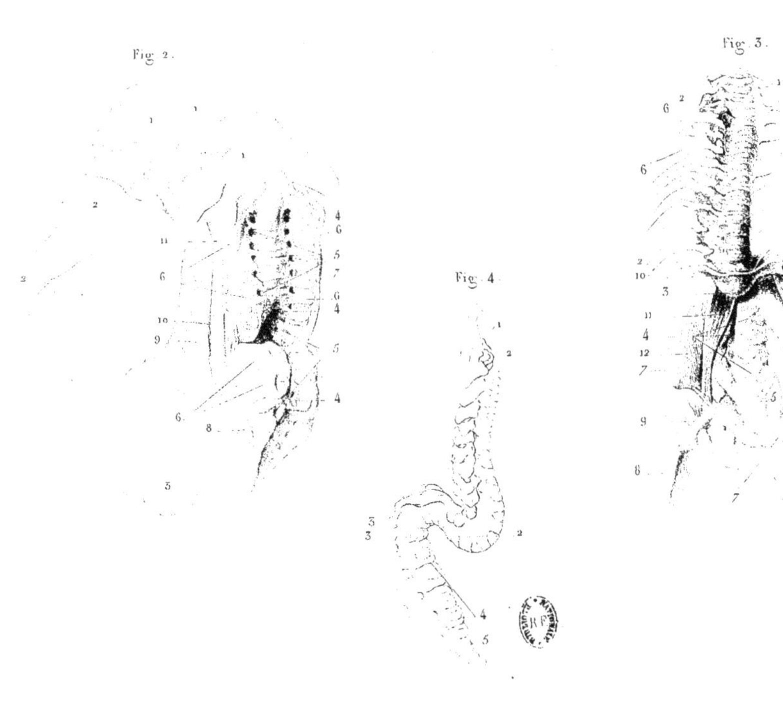
Fig. 2.
Fig. 3.
Fig. 4.

TAB. III

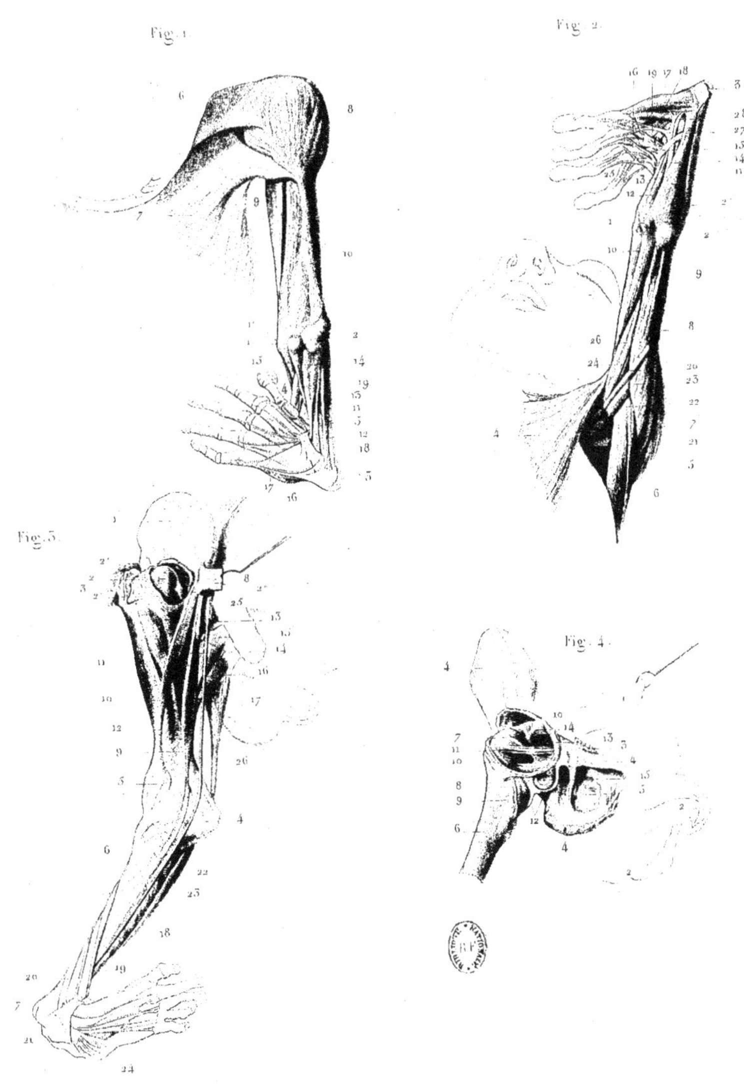

PLANCHES IV, V

OBSERVATION II

Cette planche représente le sujet de l'observation II, page 65. Fœtus monstre anencéphale avec spina bifida complet, écartement et renversement des arcs vertébraux. Rupture et destruction partielle des méninges et absence par destruction du cerveau et des deux tiers supérieurs de la moelle épinière; incurvation extrême de la région cervico-dorsale de la colonne vertébrale coïncidant avec une rétraction excessive des muscles de l'épine, soudure des côtes, exomphale commençant et difformités des quatre membres. Toutes les figures sont de grandeur naturelle.

Fig. 1. — Le sujet entier, intact, vu par sa face latérale gauche. On voit la dépression du crâne, l'enfoncement de la tête entre les épaules, le développement considérable de l'abdomen, la déformation des mains et des pieds et le croisement des membres inférieurs. — 1. Bouche : au bord libre de la lèvre inférieure une dépression assez profonde indique la limite de la peau et de la muqueuse. — 2. Pavillon de l'oreille gauche très développé et d'une forme irrégulière. — 3. Anus très saillant. — 4. Main gauche fixée d'une manière permanente dans la situation qu'elle présente. — 5. Membre inférieur gauche. — 6. Pied droit varus équin.

Fig. 2. — Le même sujet vu par sa face postérieure. Les téguments sont enlevés et réclinés en dehors pour laisser à découvert les muscles superficiels du dos, des épaules et des fesses. Le feuillet méningé qui recouvrait la base du crâne et la partie supérieure du canal vertébral et qui se continuait latéralement avec la peau, est également enlevée afin qu'on voie la disposition et les formes particulières des os du crâne et des vertèbres. On a conservé la portion inférieure des méninges rachidiennes encore plus ou moins canaliculée et contenant des filaments qui sont les racines des nerfs spinaux. — 1. Coronal à l'état rudimentaire. — 2 2. Sphénoïde (selle turcique). — 3. Portion pierreuse et mastoïdienne du temporal. — 4. Rudiment du pariétal. — 5. Portion supérieure de l'occipital. — 6. Apophyse basilaire. — 7. Portion jugulaire de l'occipital. — 8. Arcade zygomatique. — 9. Apophyse crista-galli. — 10. Trous optiques. — 11 11. Conduits auditifs internes. — 12 12. Trous condyliens antérieurs. — 13. Hiatus de Fallope. — 14 14. Face postérieure des corps des vertèbres mise à nu par suite de l'écartement de leurs arcs. On voit que les os du crâne descendent jusqu'au niveau de la région dorsale moyenne de la colonne, et l'on voit également l'incurvation énorme de la région cervico-dorsale. — 15 15 15 15 15. Arcs vertébraux écartés, déjetés en dehors, de manière à effacer complètement les gouttières vertébrales. — 15'. Bande fibreuse qui ferme postérieurement le canal sacré dans toute son étendue. — 16. Trous de conjugaison. — 17. Portion inférieure encore tubulée des méninges rachidiennes. — 17 17'. Méninges rachidiennes offrant postérieurement une division longitudinale spontanée a bords frangés, se continuant au-dessus avec le simple feuillet qui tapisse la face postérieure des corps vertébraux. — 18. Filaments formés par les nerfs de la queue de cheval, tous déchirés au niveau de la région dorso-lombaire et se continuant latéralement dans les trous de conjugaison avec les troncs nerveux. — 19. Muscle trapèze droit, très étroit, très long, se continuant en bas par une espèce de tendon avec la bande fibreuse qui sert de paroi postérieure au canal sacré. — 19'. Muscle trapèze gauche, beaucoup plus court que le précédent. — 20 20. Muscles deltoïdes. — 21 21. Sous-épineux. — 22 22. Grands ronds. — 23 23. Grands dorsaux. — 24 24. Grands obliques de l'abdomen, considérablement distendus. — 25 25. Grands fessiers. — 26 26. Moyens fessiers. — 27 27 27 27. Lambeaux de la peau. — 28. Portion du bras gauche.

Fig. 3. — Le même, vu par la face latérale gauche. Les téguments ainsi que les muscles superficiels sont enlevés; l'épaule gauche, détachée entièrement en arrière, est attirée en avant avec une érigne. On voit les muscles de la couche moyenne du dos. — 1. Os de la pommette. — 2 2. Maxillaire inférieur. — 3. Pariétal rudimentaire. — 4. Portion condylienne de l'occipital. — 5. Portion basilaire. — 6. Arcade zygomatique. — 7. Moitiés gauches des arcs vertébraux. — 8 8. Côtes gauches dont quelques-unes soudées. — 9. Ilium. — 10. Ischium. — 11 11. Fémur. — 12. Muscle temporal rudimentaire. — 13. Masséter. — 14. Digastrique. — 15. Sterno-cléido-mastoïdien très mince, presque fibreux, dirigé presque horizontalement. — 16. Angulaire de l'omoplate. — 17. Petit dentelé postéro-supérieur, fortement tiraillé et dirigé presque horizontalement. — 18. Splénius réduit en une petite corde fibreuse excessivement raccourcie. — 19. Sacro-lombaire, très irrégulier, étendu en éventail sur les côtes. — 20. Long dorsal très mince, entièrement fibreux et rétracté à un point extrême. — 21. Masse commune. — 22. Carré lombaire. — 23. Deltoïde. — 24. Grand rond. — 25. Portion du grand dorsal. — 26. Portion du grand oblique de l'abdomen. — 27. Pyriforme. — 28. Couturier. — 29 29.

Tendon des psoas et iliaque. — 30. Droit antérieur de la cuisse. — 31. Biceps crural. — 32. Nerf grand sciatique. — 33. Cordon ombilical avec commencement d'exomphale.

Fig. 4. — Le même vu par la même face. Les muscles de la couche moyenne de l'épine sont enlevés pour laisser voir les transversaires épineux et le grand complexus, on a enlevé également les muscles intercostaux pour laisser voir la soudure des côtes. — 1. Os malaire. — 2. Os du nez. — 3. Maxillaire supérieur. — 4. Arcade zygomatique. — 5 5. Maxillaire inférieur. — 6. Rudiment du pariétal. — 7. Portion basilaire de l'occipital. 8. Portion supérieure de l'occipital renversé en dehors et en bas. — 9 9 9. Côtes gauches très irrégulières et soudées en différents endroits. — 10 10. Cartilages costaux. — 11. Os iliaque. — 12. Colonne cervicale fortement incurvée. — 13. Muscle temporal. — 14. Masséter. — 15. Génio-hyoïdien. — 16. Sterno-hyoïdien. — 17. Grand complexus, excessivement rétracté et entièrement fibreux. La portion de l'occipital où il s'insère est soulevée par une érigne ; on voit que ce muscle forme la corde de l'arc représenté par la colonne cervicale et qu'il s'oppose à toute tentative de redressement de la tête ou de la colonne. — 18. Faisceau du transversaire épineux également tendu comme une corde. — 19. Faisceaux spinaux du long dorsal. — 20. Transversaires épineux lombaires : les lames vertébrales qui étaient rabattues sur la masse commune de manière à la couvrir entièrement, sont soulevées par une érigne pour laisser voir ces muscles. — 21. Carré lombaire.

Fig. 5. — La colonne vertébrale du même sujet, avec le sacrum et le coccyx, vus par la face latérale gauche pour montrer l'incurvation cervico-dorsale. — 1. Région cervicale à moitié atrophiée. — 2. Région dorsale. — 3. Région lombaire. — 4. Région sacrée.

TAB. IV

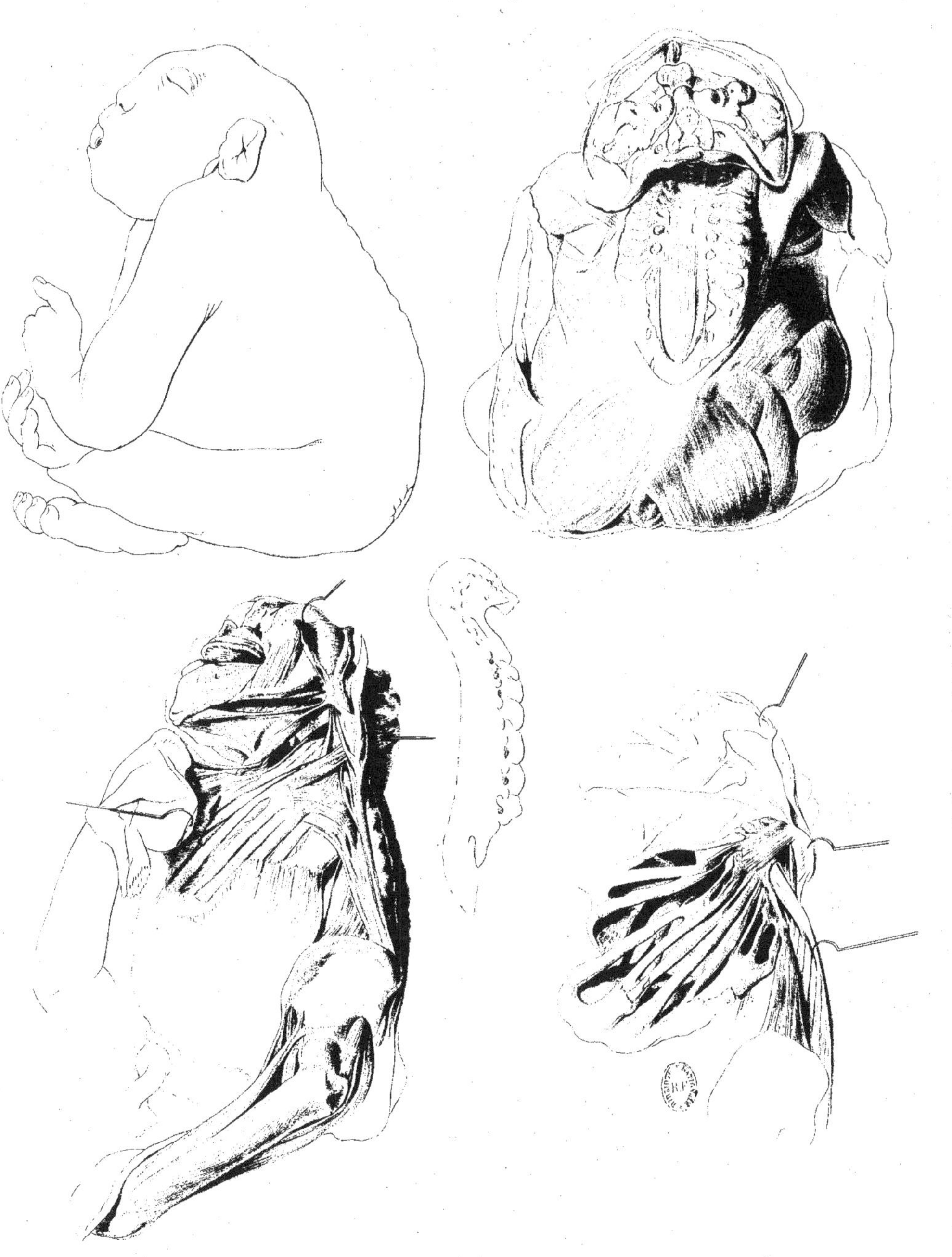

Werner del. Gabriel sc.

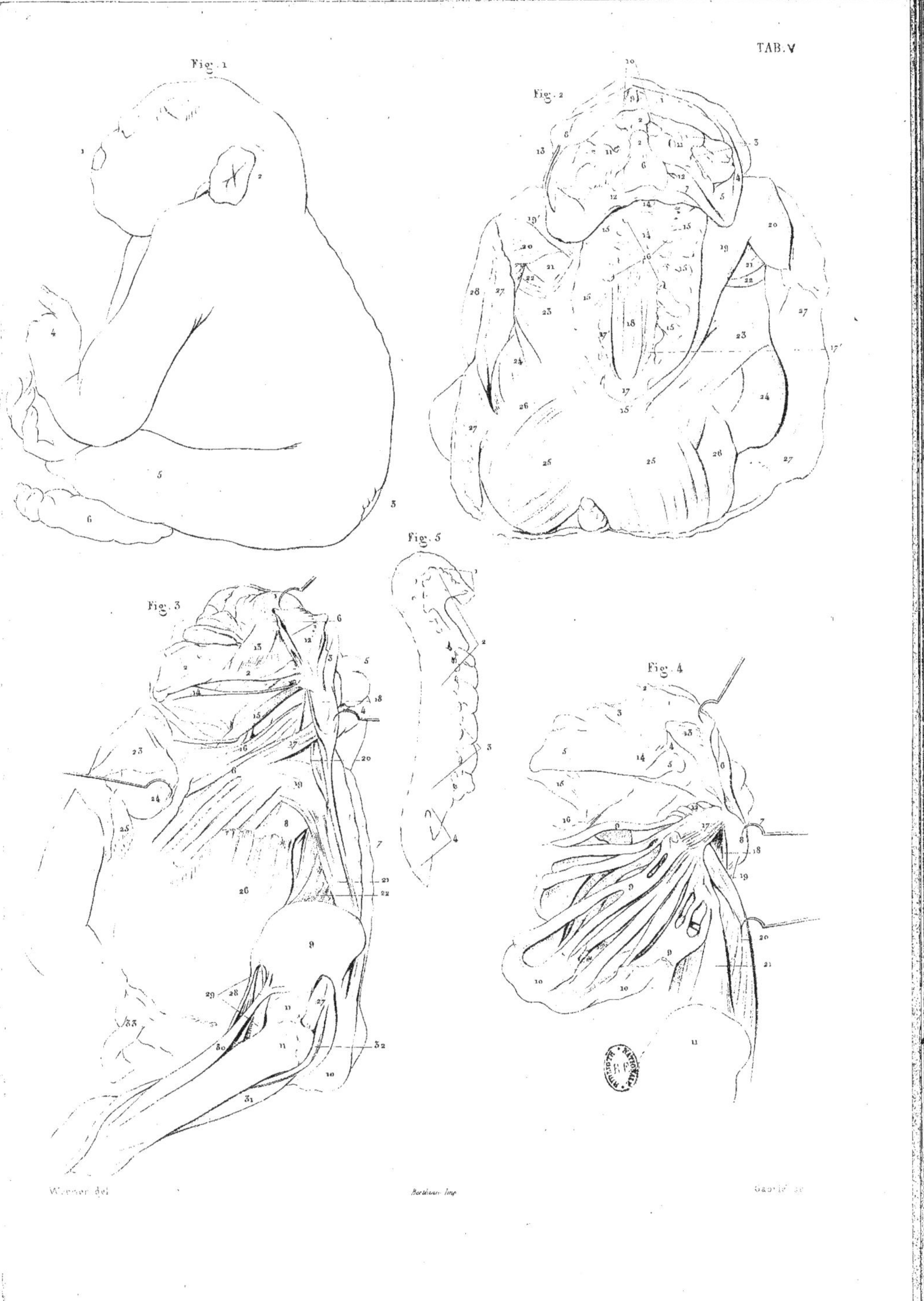
TAB. V
Fig. 1
Fig. 2
Fig. 3
Fig. 4
Fig. 5

PLANCHE VI

OBSERVATION III

Cette planche représente le fœtus monstre dérencéphale (Isidore Geoffroy Saint-Hilaire) de l'observation III, page 78.

FIG 1. — Le sujet entier vu par sa face antérieure toutes les parties dans leur position naturelle. — 1 1. Circonférence de la bouche. — 2. Fente de la voûte palatine. — 3. Langue, volumineuse, convulsée. — 4 4. Apophyses coronoïdes du maxillaire inférieur, saillantes en avant et soulevant la peau des joues. — 5. Moitié gauche du corps du maxillaire inférieur, recouverte de parties molles et passant derrière. — 6. La moitié droite. — 7 7. Pavillons des oreilles. — 7'. Appendice charnu représentant le lobule de l'oreille gauche. — 8. Main gauche offrant une flexion et une pronation permanentes. — 9. Main droite également fléchie; pronation moins prononcée. — 10 10. Talons fortement soulevés. — 11 11. Surfaces plantaires dirigées verticalement en dedans et en arrière. — 12 12. Faces dorsales des pieds regardant en dehors et en avant.

FIG. 2. — La face postérieure du même fœtus. On voit toutes les difformités des membres indiqués précédemment. De plus, on voit la direction verticale du crâne, l'absence partielle de la voûte crânienne, la dépression latérale des rudiments de cette voûte, et enfin l'écartement de moins en moins prononcé des vertèbres cervicales et dorsales supérieures. La base de la cavité crânienne et la face antérieure des portions cervicales et dorsales supérieure du canal vertébral sont à nu, recouvertes seulement d'une membrane fibro-séreuse. Au-dessus de l'extrémité inférieure du spina bifida existe un trou par lequel le reste du canal des méninges rachidiennes s'ouvre au dehors. — 1 1 1 1. Ligne de démarcation entre la peau et la membrane fibro-séreuse qui tapisse le crâne et la portion bifide du canal vertébral. — 2 2. Pavillons des oreilles. — 3. Lambeaux des méninges déchirées, interceptant de petites loges irrégulières. — 4. Trou conduisant dans l'intérieur du canal des méninges rachidiennes. A partir de ce trou jusqu'en bas ces méninges forment un tube complet; au-dessus elles sont fendues en arrière et étalées en membrane qui recouvre toute la portion bifide du canal rachidien, et se continuent latéralement avec la peau. — 5 5. Moitiés latérales de la portion postéro-supérieure de l'occipital. — 6. Face postérieure des corps des vertèbres cervicales. — 7. Saillie en V formée par l'écartement des moitiés d'apophyses épineuses d'autant plus rapprochées qu'on les examine plus bas et qui finissent par se réunir complètement en 7' au niveau de la quatrième vertèbre dorsale. — 8. Ligne des apophyses épineuses au-dessous du spina bifida. Les autres parties sont déjà indiquées par la précédente figure.

FIG. 3. — La tête et la moitié supérieure du tronc vues par la face antérieure. Les téguments et les muscles peauciers, ainsi que la plupart des muscles de la face, sont enlevés pour montrer les rapports des surfaces temporo-maxillaires et des muscles du cou. — 1. Gencive de la mâchoire supérieure. — 2. Fente de la voûte palatine. — 3. Moitié droite du maxillaire inférieur. — 4. Moitié gauche glissée derrière la moitié droite. — 5. Os hyoïde. — 6 6. Clavicules. — 7. Langue. — 8. Saillie formée par le larynx et le corps thyroïde. — 9. Trachée-artère. — 10 10. Muscles masséters dont le bord antérieur est considérablement allongé et le bord postérieur raccourci par suite de la luxation temporo-maxillaire. — 11. Muscle mylo-hyoïdien. — 12 12. Muscles sterno-cléido-mastoïdiens réunis de chaque côté en un seul faisceau. — 13. Omo-hyoïdiens assez forts. — 14. Sterno-hyoïdien. — 15. Sterno-thyroïdien gauche (celui du côté droit est masqué). — 16. Scalène. — 17. Angulaire de l'omoplate gauche.

FIG. 4. — Les mêmes parties vues par derrière. La peau est également enlevée. La lame méningée qui recouvrait la face basilaire du crâne et la portion bifide du canal rachidien est fendue en deux moitiés latérales qui sont soulevées et réclinées sur chaque côté. On voit deux séries latérales de pinceaux nerveux qui, entrant par les trous de conjugaison ou ceux de la base de crâne, parcourent un certain trajet entre le canal osseux et le tube membraneux où ils finissent par s'insérer. Ces pinceaux traversent les membranes de part en part, mais ne les dépassent point, de sorte qu'ils ne font aucune saillie sur la face viscérale de ces dernières. Vers l'extrémité inférieure du spina bifida les méninges rachidiennes forment un tube complet, tandis qu'au-dessus de ce point elles sont ouvertes par derrière et étalées en large membrane. — 1. Fosse pituitaire. — 2 2. Bords de la section des méninges basilaire et cervicale. — 3. Ouverture du canal de la pie-mère rachidienne. — 4 4. Moitié des apophyses épineuses écartées. — 5. Ligne des apophyses épineuses inférieures. — 6. Gaînes vides du chiasma et des nerfs optiques. — 7. Nerf ophthalmique de Willis. — 7'. Nerfs maxillaires supérieur et inférieur. — 8. 7e paire des anciens. — 9. 8e paire des anciens. — 10. 9e paire des anciens. — 11. Nerfs cervicaux. — 12. Muscle trapèze du côté droit ne s'étendant en bas que jusqu'à la 4e vertèbre dorsale. — 13. Trapèze gauche s'étendant jusqu'à la 10e dorsale. — 14 14. Deltoïdes. — 15. Sous-épineux. — 16. Petit rond. — 17. Grand rond. — 18. Grand dorsal. — 19. Rhomboïde droit laissé à découvert par l'absence de la partie inférieure du trapèze.

Fig. 5. — Les mêmes parties vues par leur face latérale gauche. Les muscles superficiels sont enlevés pour laisser à découvert les muscles des couches profondes. On voit mieux la direction verticale de la base du crâne et des deux mâchoires, ainsi que l'action des muscles qui ont concouru au renversement de la tête en arrière. — 1. Lèvre supérieure. — 1'. Bord alvéolaire supérieur. — 2. Nez. — 3. Œil gauche. — 4. Os malaire. — 5 Arcade zygomatique. — 6. Moitié gauche de la mâchoire inférieure. — 7. Condyle gauche de la mâchoire inférieure arc-bouté contre l'extrémité antérieure de l'arcade zygomatique. — 8. Apophyse coronoïde gauche de la mâchoire inférieure. — 9. Apophyse coronoïde droite de la mâchoire inférieure. — 10. Moitié droite de la mâchoire inférieure. — 11. Extrémité antérieure de cette moitié droite passant au-devant. — 12. Extrémité antérieure de la moitié gauche. — 13. Os hyoïde. — 14. Surface basilaire du crâne saillante en arrière. — 15. Série des moitiés gauches des apophyses épineuses cervicales renversées sur le côté. — 16. Série des apophyses épineuses non bifides. — 17. Omoplate gauche. — 18. Muscles mylo- et génio-hyoïdiens très fortement contractés et s'opposant, conjointement avec les muscles sous-hyoïdiens, à toute élévation de la mâchoire. — 19. Sterno- et cléido-mastoïdiens gauches réunis en un seul faisceau mince et raccourci, s'opposant au redressant de la tête. — 20. Scalènes. — 21. Angulaire de l'omoplate. — 22. Splénius, extrêmement rétracté, très dur, presque entièrement fibreux et s'opposant avec force au redressement de la tête. — 23. Faisceaux supérieurs des muscles sacro-lombaire et long dorsal, réunis avec les muscles cervical descendant et transversaire en un seul faisceau inextricable. — 24. Rhomboïde. — 25. Grand complexus en partie recouvert par le splénius rétracté au même degré que ce dernier et ayant subi également la transformation fibreuse.

Nota. — Les planches VII et VIII, obs. IV, seront envoyées avec celles de la 2e livraison.

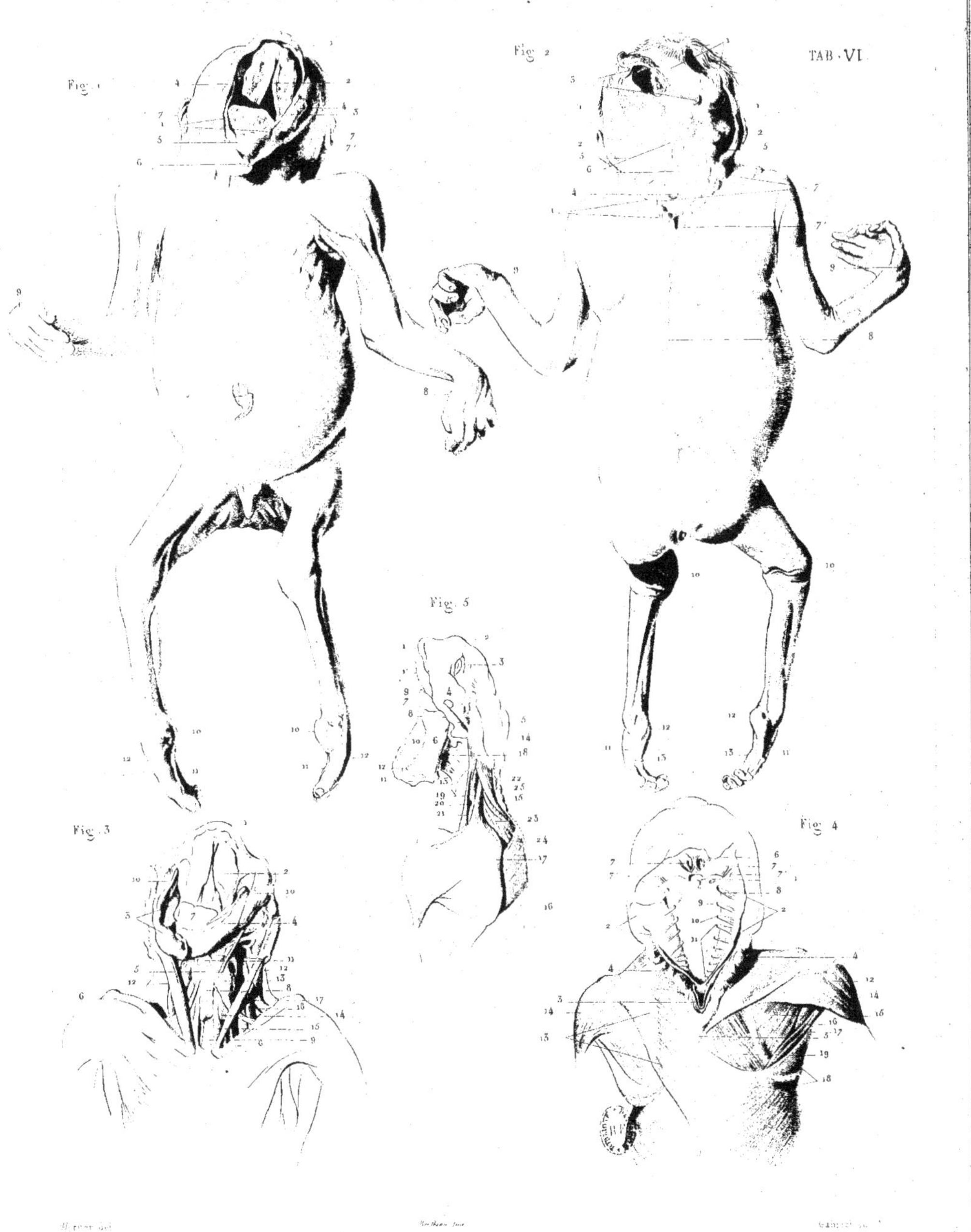
TAB. VI.
Fig. 1
Fig. 2
Fig. 3
Fig. 4
Fig. 5

PLANCHES VII, VIII

OBSERVATION IV

PLANCHE VII

La planche VII représente le monstre dont l'histoire est rapportée observation IV, p. 88.

FIG. 1. — Le sujet entier, diminué d'un tiers, vu par sa face postérieure, la peau enlevée, les muscles de la couche superficielle à découvert. — 1. Crâne hydrocéphalique très développé. — 2. Tumeur hydrocéphalique formée par une membrane fibreuse réunissant les deux parties disjointes de l'occipital. — 3. Espace occupé par l'aponévrose commune du grand dorsal, du trapèze et du rhomboïde, cachant la colonne vertébrale profondément incurvée, et rejoignant les insertions supérieures des grands fessiers. — 4 4. — Les deux grands fessiers. — 5 5. Les moyens fessiers. — 6. Faisceaux du splénius gauche, recouverts à droite par 7. — 7. Muscle grand oblique. — 8. Portion aponévrotique du grand dorsal s'insérant à la crête iliaque. — 9 9'. Grand et petit complexus. — 10 10. Crêtes iliaques. — 11. Anus. — 12. Pénis. — 13. Exomphale.

FIG. 2. — Le même sujet vu par le côté gauche. Couche musculaire superficielle. — 1. Deltoïde. — 2. Portion du grand dorsal jusqu'à son insertion humérale. — 3. Grand fessier. — 4. Portion aponévrotique du grand dorsal s'insérant à la crête iliaque. — 5. Splénius gauche devenu presque horizontal. — 6 et 7. Faisceaux séparés du sterno-mastoïdien. — 8. Faisceaux isolés de la portion supérieure du trapèze. — 9. Grand rond.

FIG. 3. — Le même sujet vu de face. — 1. Demi-crâne gauche plus développé que le droit et bombement du frontal. — 2 2 2. Les trois portions rétractées du muscle peaucier tirant la peau du menton et la lèvre inférieure obliquement en bas de chaque côté, et maintenant la bouche ouverte en rapprochant la mâchoire inférieure du sternum. — 4 4. Muscles grands zigomatiques agissant obliquement en sens inverse et ayant produit l'écartement des deux moitiés de la lèvre supérieure. — 5 5. Muscles orbiculaires des paupières très développés et contractés, maintenant les paupières fermées. — 6. Solution de continuité de l'orbiculaire des lèvres et division du voile du palais. — 7 7. Masséters. — 8 8. Sterno-mastoïdiens. — 9 9. Faisceaux de l'angulaire de l'omoplate.

FIG. 4. Colonne vertébrale incurvée, le canal vertébral ouvert par le spina bifida.

PLANCHE VIII

La planche VIII représente par le côté gauche le même sujet que la planche VII, la couche musculaire superficielle enlevée; les muscles des trois couches sous-jacentes, réduits à des faisceaux séparés par suite de la rétraction dont ils ont été atteints.

FIG. 1. Représente l'ensemble des muscles postérieurs ou latéraux du cou du côté gauche, que la dissection a cherché à isoler pour faire voir leur changement de direction. — 1. Faisceaux costaux du sacro-lombaire. — 2. Deltoïde. — 3. L'angulaire de l'omoplate. — 4 4. Faisceaux divisés du sterno-mastoïdien. — 5. Sacro-lombaire. — 6 6 6. Faisceaux isolés des grand et petit rhomboïdes. — 7. Portion cervicale du grand complexus. — 8. Côtes devenues verticales par suite de l'incurvation extrême de la colonne.

FIG. 2. La seconde couche musculaire de la face latérale du cou, l'omoplate soulevée pour laisser voir 1. — 1. Les insertions costales du grand dentelé. — 2. Faisceaux costaux et transversaires du long dorsal. — 3 et 4. Grand et petit obliques du cou. — 5. Scalène postérieur. — 6. Angulaire de l'omoplate devenu horizontal.

FIG. 3. — Représente la couche profonde des muscles latéraux du cou, l'omoplate maintenue soulevée. — 1. Faisceaux profonds du petit complexus. — 2. Faisceaux supérieurs du transversaire épineux. — 3. Faisceaux profonds du même.

Pl. VII

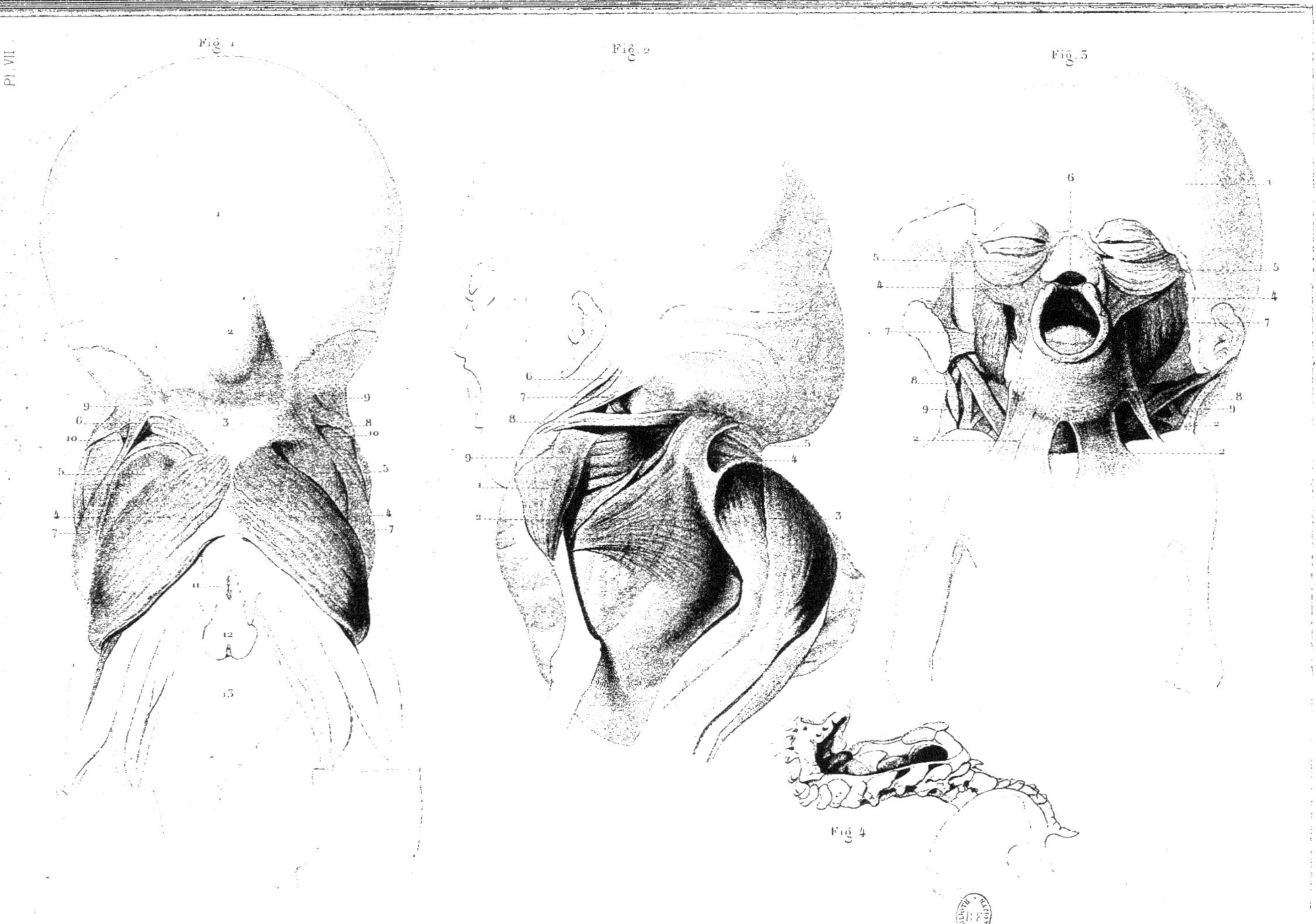

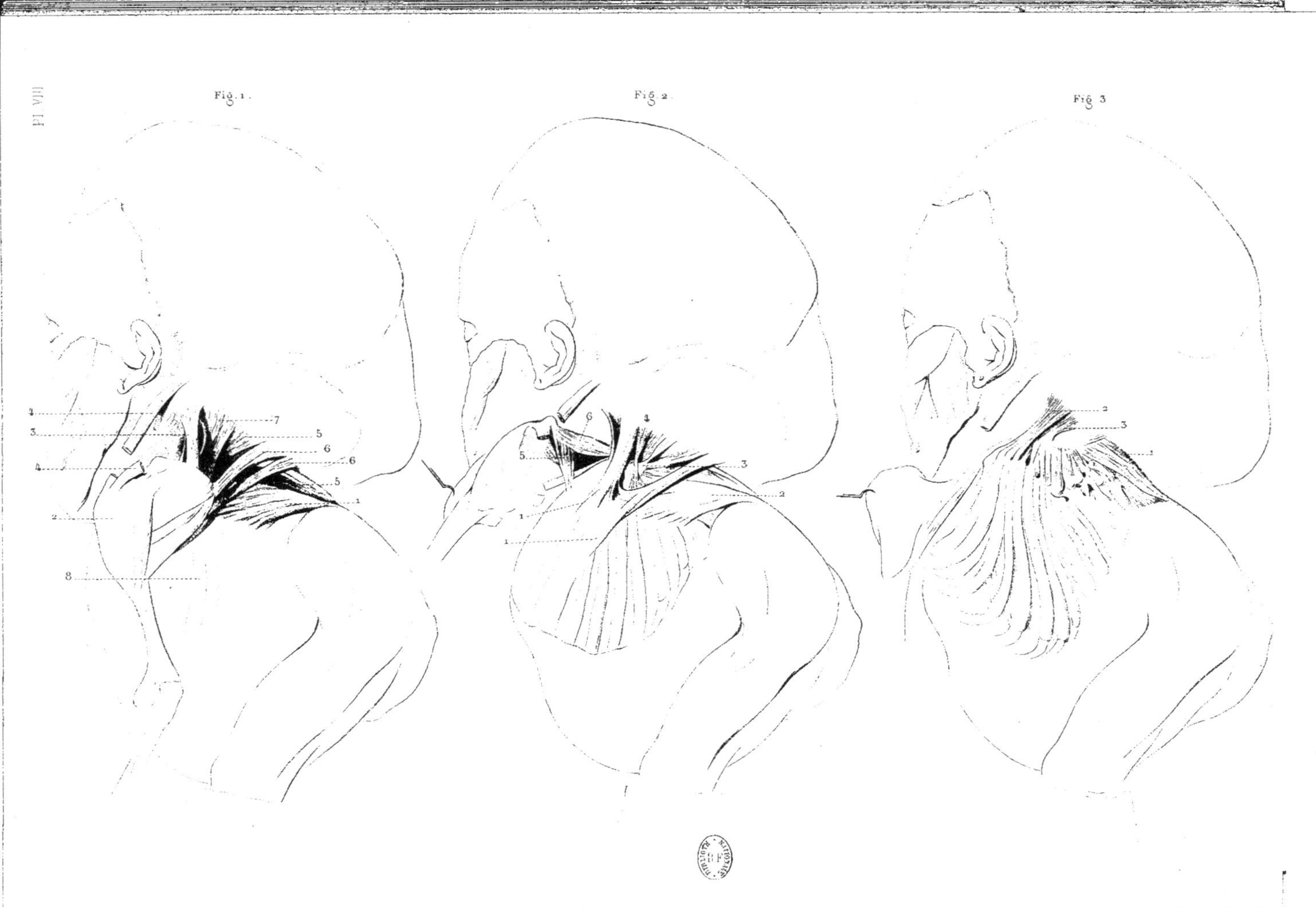

Pl. VIII
Fig. 1.
Fig. 2.
Fig. 3

PLANCHES IX, X

OBSERVATION V

L'enfant monstre dont l'histoire est rapportée observation V, page 108.

Fig. 1. — Le sujet entier vu par sa face antérieure. On voit la dépression de la moitié droite du front ; les contorsions des quatre membres et les saillies en pointes que forment sous la peau les fractures consolidées des os des jambes. — 1. Bosse frontale gauche déplacée en avant et en haut. — 2. Bosse droite, moins saillante, plus abaissée et plus étroite. — 3. Mâchoire inférieure dirigée un peu obliquement de haut en bas et de gauche à droite. — 4 4. Saillie sous-cutanée formée par le tiers supérieur de la face postérieure des cubitus. — 5. Main droite en pronation tellement exagérée qu'elle a décrit un tour complet. — 6. Main gauche offrant également une pronation permanente très prononcée. — 7 7. Niveaux des rotules. — 8 8. Saillies en pointes formées par les fragments des fractures consolidées des tibias. — 9 9. Saillies en pointes formées par les fragments des fractures consolidées des péronés. — 10 10. Pieds bots varus équins. — 11 11. Talons. — 12. Gros orteil gauche porté dans une adduction forcée par suite de rétraction simultanée de l'extenseur, du fléchisseur et du plantaire interne.

Fig. 2. — Le même, vu par sa face postérieure. On voit les mêmes difformités des membres, et de plus on remarque la saillie de la bosse pariétale droite et la dépression de la bosse pariétale gauche. — 1. Bosse pariétale droite, large, saillante et plus élevée. — 2. Bosse pariétale gauche, étroite, déprimée et plus abaissée. — 3 3. Niveau des articulations huméro-cubitales. — 4 4. Saillies sous-cutanées formées par les courbures anguleuses des cubitus. — 5 5. Talons.

Fig. 3. — L'anatomie du même sujet. Les téguments du tronc et des membres sont enlevés ; l'abdomen est ouvert. On voit la rétraction extrême et l'aspect fusiforme des muscles des membres et les rapports de ces muscles avec les courbures des os dont ils forment les coudes. — 1 1. Colonne vertébral eoffrant une incurvation et une déviation latérale dorso-lombaire à droite. — 2. Courbure anguleuse de l'humérus gauche, trace de fracture consolidée (la courbure anguleuse de l'humérus droit regarde un peu plus en arrière et ne se voit pas dans cette figure). — 3 3 3 3. Cubitus recouverts en partie par les muscles : ils sont recourbés en spirale. — 4 4. Crêtes iliaques. — 5. Symphyse des pubis. — 6 6. Rotules fortement attirées en haut par les extenseurs de la jambe excessivement rétractés ; les ligaments rotuliens sont allongés. — 7 7 7. Condyles des tibias. — 8 8. Corps des tibias en partie recouverts par les muscles. — 9 9. Pointes que ces os présentent en avant, au niveau du sommet de l'angle de leurs courbures (voy. fig. 6, 21). — 10 10 10 10. Péronés. — 11 11. Sommets des courbures anguleuses de ces os perforant la peau à la face antérieure externe de la jambe. — 12 12. Muscles grands pectoraux. — 13 13. Muscles carrés lombaires. — 14 14. Psoas. — 15 15. Deltoïdes. — 16 16. Biceps brachiaux, tendus, raccourcis et formant la corde de la courbure des humérus. — 17. Brachial antérieur gauche (le droit n'est pas visible). Ces deux muscles forment également la corde de la courbure des humérus. — 18 18. Grands supinateurs peu développés. — 19. Extrémité supérieure du premier radial externe gauche. — 20 20. Cubitaux antérieurs, très gros et très raccourcis, formant la corde des courbures des cubitus. — 21. Fléchisseur sublime du côté droit, également très raccourci. — 22 22. Extenseurs des doigts. — 23 23. Cubitaux postérieurs. — 24 24. Muscles iliaques. — 25 25. Couturiers, excessivement raccourcis, très gros et fusiformes. — 26 26. Droits antérieurs, rétractés comme les précédents et presque entièrement fibreux. — 27 27. Triceps cruraux. Ces muscles, ainsi que les couturiers et les droits antérieurs, forment les cordes des courbures des fémurs. — 28 28. Pectinés dirigés tout à fait transversalement. — 29. Longs adducteurs. — 30 30. Grands adducteurs. — 31 31. Droits internes (tous très raccourcis et horizontalement dirigés). — 32 32. Demi-membraneux et demi-tendineux réunis. — 33 33. Jambiers antérieurs fortement rétractés. — 34 34 34 34. Longs extenseurs communs des orteils. — 34′ 34′. Tendons des péroniers antérieurs. — 35 35. Extenseurs propres des gros orteils, celui du côté gauche plus fortement rétracté que l'autre. — 36. Tendon du court péronier latéral. — 37. Artère-aorte. — 38. Iliaques primitives et leurs divisions. — 39. Veine cave abdominale. — 40 40. Troncs des nerfs cruraux. — 41 41. Nerfs inguinaux externes.

Fig. 4. — Le même vu par la face postérieure, pour montrer les muscles postérieurs du tronc et des membres. — 1 1. Trapèzes. — 2 2. Grands dorsaux. — 3 3. Deltoïdes. — 4 4. Sous-épineux. — 5 5. Petits ronds. — 6 6. Grands ronds. — 7 7. Triceps brachiaux dirigés en ligne droite entre leurs points d'insertion et tendant à former les cordes des courbures des humérus. — 8 8. Masses communes formées par les grands pronateurs, grands et petits palmaires et fléchisseurs sublimes, très tendus, très durs et fortement rétractés. 9 9. Cubitaux antérieurs. — 10 10. Grands extenseurs des pouces. — 11. Premier interosseux. — 12 12. Grands fessiers attachés inférieurement aux sommets des courbures des fémurs. — 13 13. Moyens fessiers. — 14 14. Tenseurs des fascia lata, dont les fibres charnues sont ramassées en petites boules. — 15 15. Vastes externes et moyens, très larges, très courts, tendant à faire les cordes des courbures des fémurs. — 16 16. Jumeaux et soléaires, excessivement rétractés, devenus fibreux et restés arrêtés dans leur développement. — 17 17. Tendons d'Achille. — 18 18. Tendons des fléchisseurs propres des gros orteils. — 19 19. Tendons des longs fléchisseurs communs recouvrant les deux jambiers postérieurs. — 20 20 20. Longs péroniers latéraux. — 20'. Court péronier latéral gauche. — 21 21. Courts fléchisseurs communs. — 22 22. Plantaires internes: celui du côté gauche est fortement rétracté. — 23 23. Plantaires externes. — 24 24. Accessoires des grands fléchisseurs. — 25 25. Sommets des courbures anguleuses des fémurs. — 26. Sommets des courbures anguleuses du tibia droit. — 27 27. Têtes des péronés. — 28 28. Talons. — 29 29. Sommets des courbures anguleuses des humérus.

Fig. 5. — Représente au trait, le sujet par sa face antérieure. Les parties molles du tronc et des membres droits sont complètement enlevées, de manière à faire voir les formes, les directions et les rapports des différentes pièces du squelette. — 1. Crâne. — 2. Maxillaire inférieur légèrement dévié de haut en bas et de droite à gauche. — 3. Épaule gauche dépourvue des parties molles. — 4. Humérus. — 4'. Courbure anguleuse qu'il présente au-dessous de sa partie moyenne. — 5. Radius. — 6 6. Cubitus contournés en spirale. — 7. Main dans une pronation extrême. — 8. Colonne vertébrale avec déviation latérale à droite et incurvation. — 9 9. Os iliaques. — 10. Symphyse des pubis. — 11. Tubérosité de l'ischion. — 12 12. Fémur. — 13. Sommet de la courbure de cet os. — 14. Rotule. — 15. Ligament rotulien un peu allongé et élargi. — 16 16. Tibia. — 17. Sommet de la courbure de cet os en avant. — 18 18. Péroné. — 19. Sommet de sa courbure en avant.

Fig. 6. — Le squelette du même sujet vu par la face latérale droite, pour faire voir l'incurvation de la colonne vertébrale, les angles des courbures des os des membres et les fractures ou traces de fractures des côtes. — 1. Crâne. — — 2. Maxillaire inférieur. — 3 3. Colonne vertébrale offrant en 3' une incurvation assez prononcée. — 4 4 4 4 4. Traces de fractures aux côtes, plus ou moins consolidées. — 5. Omoplate. — 6. Acromion. — 7. Extrémité externe de la clavicule. — 8. Humérus. — 9. Courbure anguleuse de cet os, suivant son bord interne. — 10. Épicondyle de l'humérus. — 11. Olécrâne. — 12. Partie inférieure du cubitus. — 13. Sommet de l'angle que forme le cubitus à son tiers supérieur. — 14. Partie inférieure du radius. — 15. Moitié supérieure du fémur soudé à angle droit, avec sa moitié inférieure (16). — 17. Sommet de l'angle formé par la réunion des deux moitiés du fémur. — 18 18. Condyles du fémur encore cartilagineux et un peu ratatinés. — 19. Rotule. — 20 20. Tibia. — 21. Sommet très allongé de la courbure du tibia, faisant saillie sous les téguments. — 22 22. Moitiés supérieure et inférieure du péroné, réunies à angle droit au niveau de leur partie moyenne (23), où existe également une pointe saillante. — 24. Talon fortement soulevé.

Fig. 7. — Le même que la figure 5, mais vu par sa face postérieure. — 1. Colonne vertébrale un peu déviée à droite. — 2 2. Omoplates. — 3 3. Humérus droit. — 4. Sommet de l'angle formé par la courbure de l'humérus. — 5 5. Cubitus. — 6. Radius. — 7. Os iliaque. — 8 8. Fémur. — 9. Sommet de la courbure anguleuse qu'il présente dans sa partie moyenne. — 10. Partie inférieure du tibia. — 11. Péroné. — 12. Talon.

Fig. 8. — La calotte du crâne vue par sa face convexe. Les téguments sont enlevés et les os mis à nu, pour montrer l'insymétrie de cette boîte osseuse. — 1. Grande fontanelle. — 2. Moitié gauche du frontal, plus saillante en avant et plus large que la moitié droite (3). — 4. Pariétal droit, plus large et plus saillante en arrière que le pariétal gauche (5).

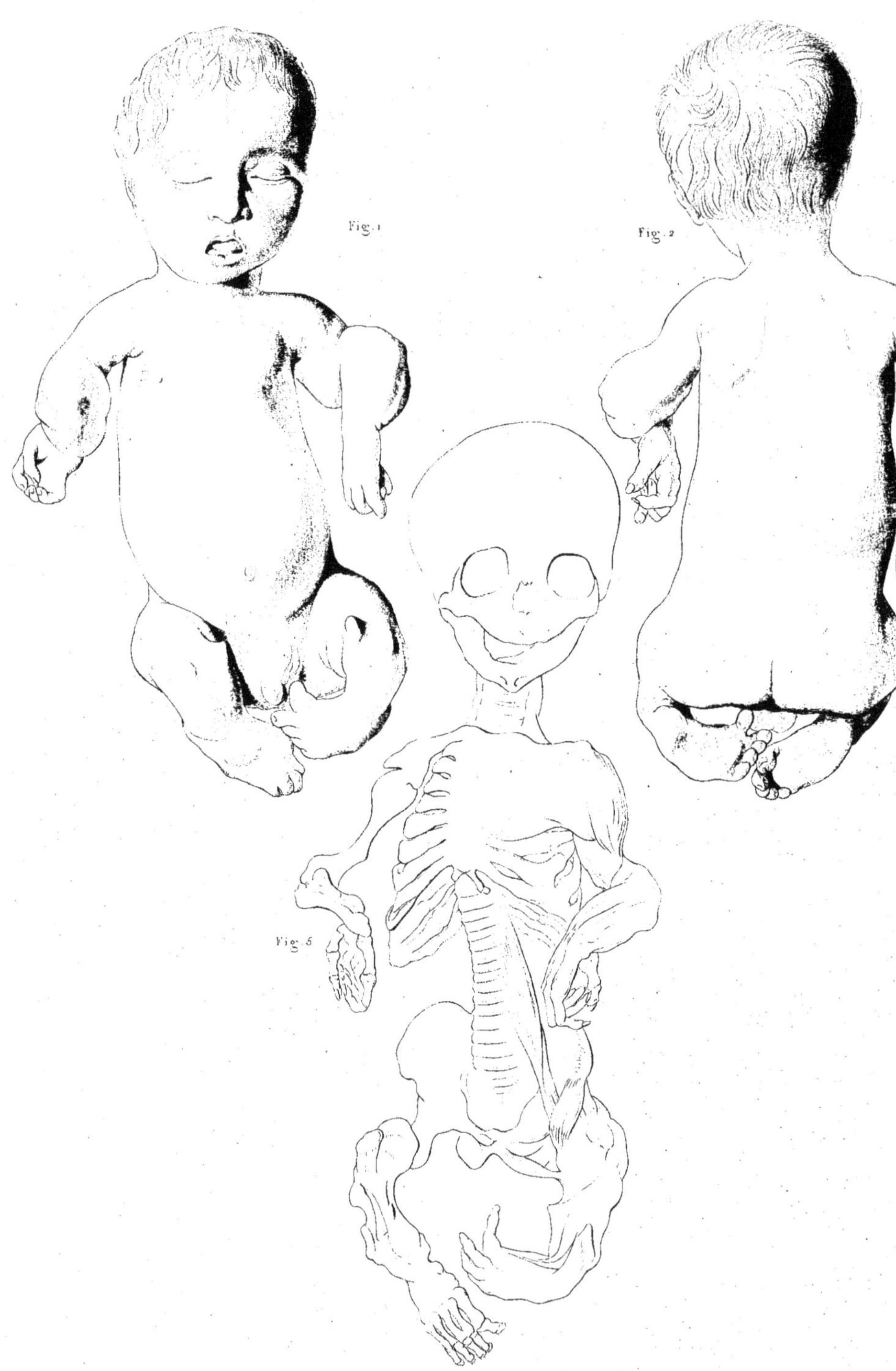

Werner del.

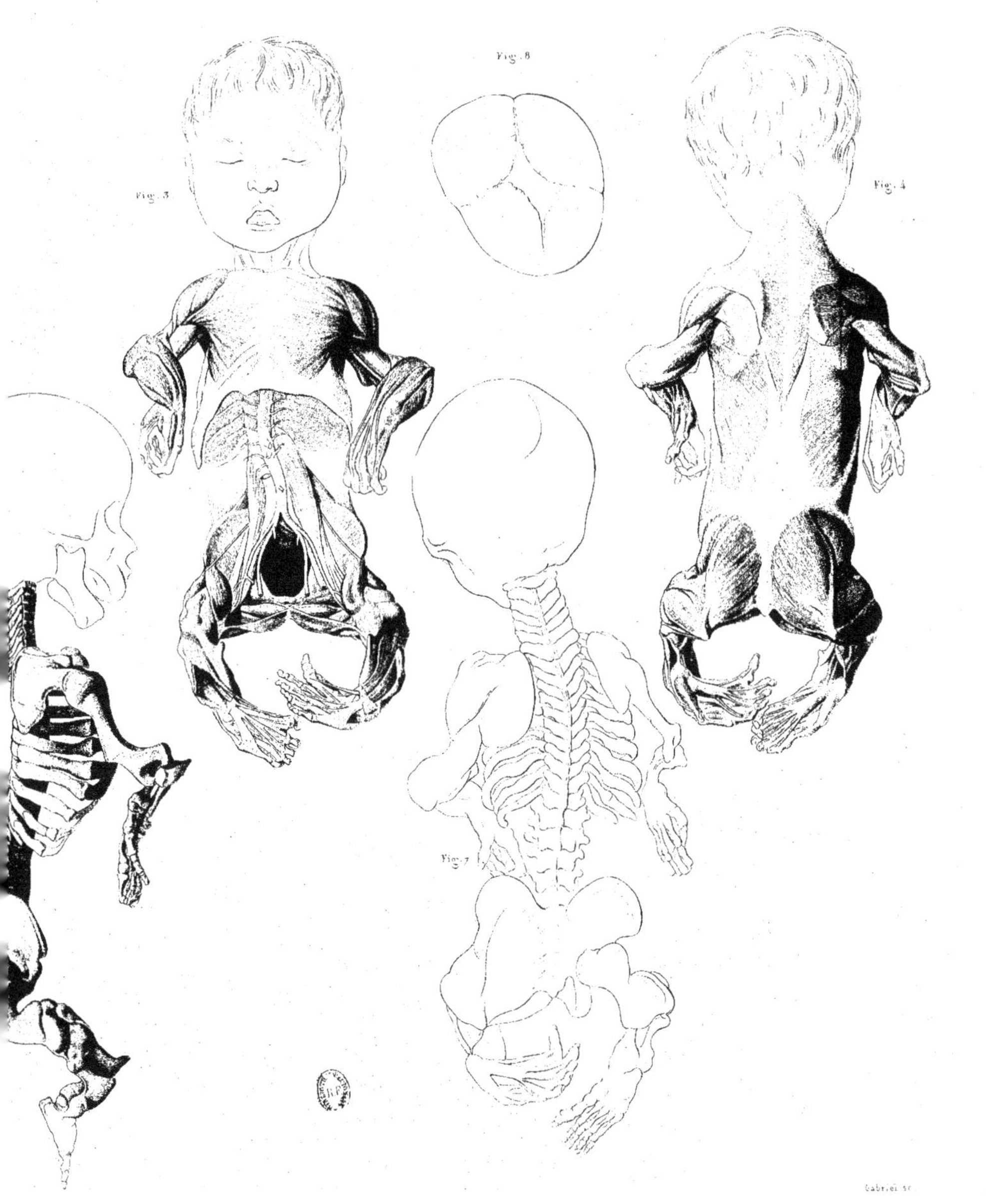
Fig. 8
Fig. 3
Fig. 4
Fig. 7
Gabriel sc.

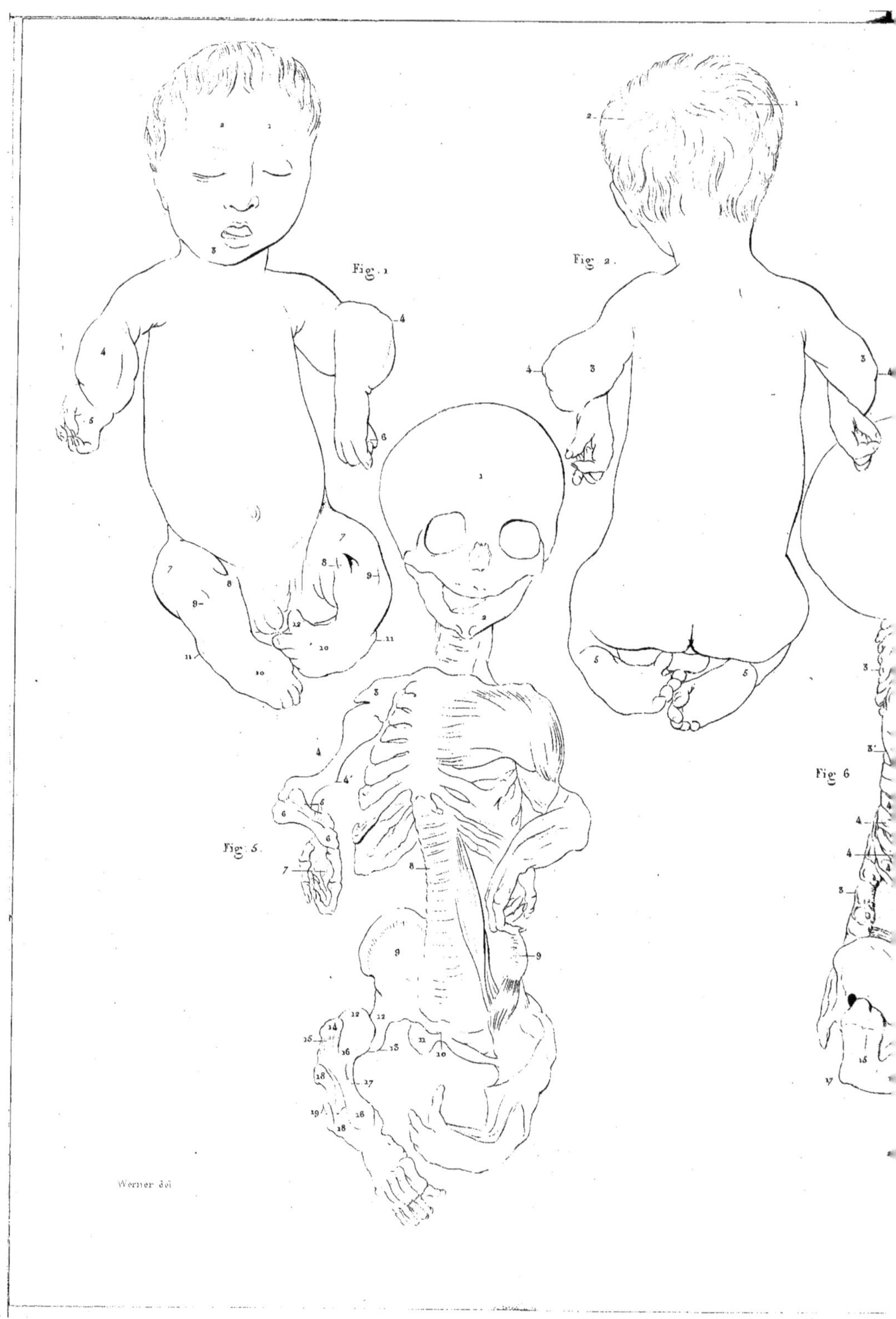
Fig. 1
Fig. 2.
Fig. 5.
Fig. 6
Werner del

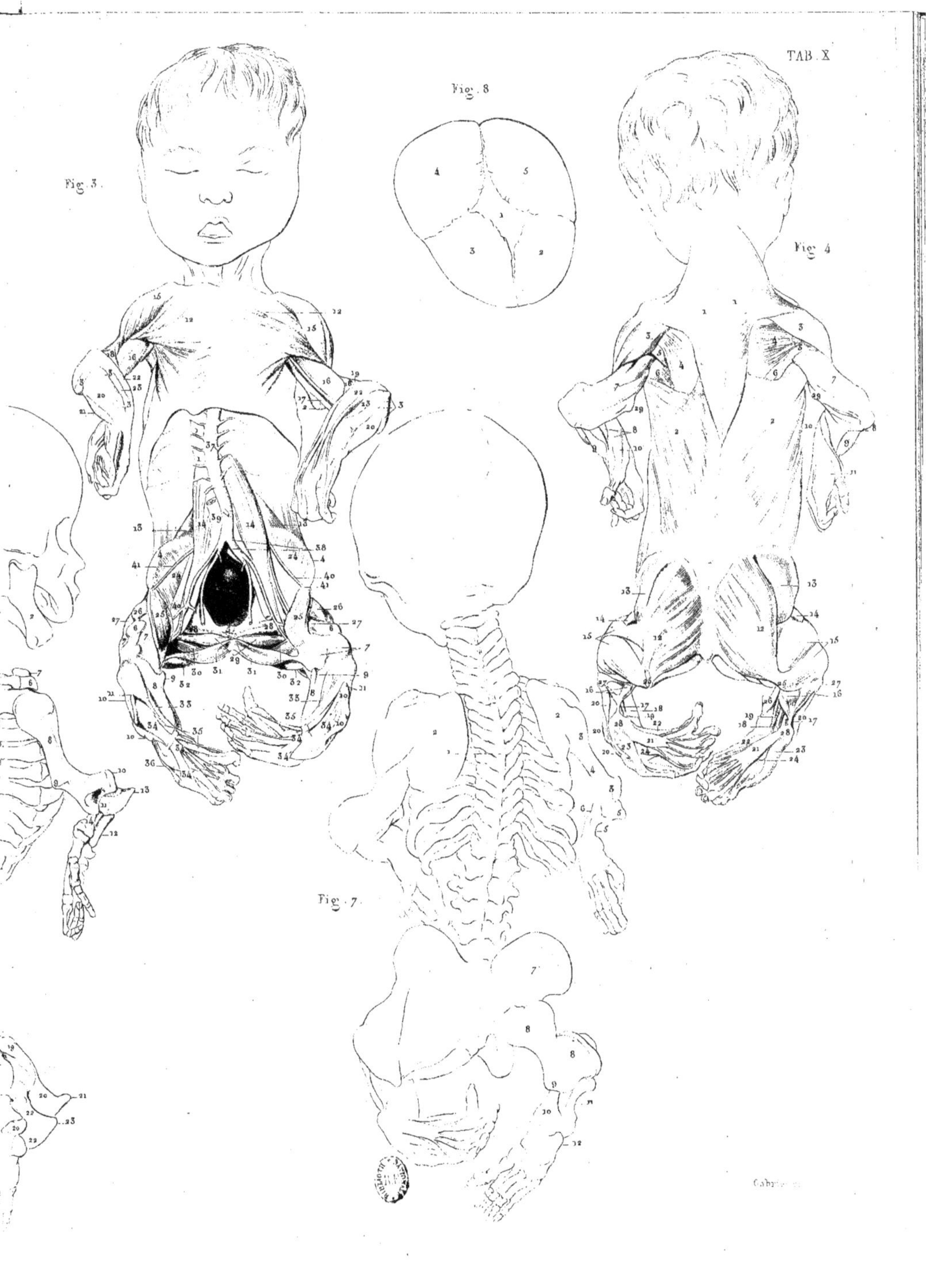
Fig. 3.
Fig. 8
Fig. 4
Fig. 7.

PLANCHES XI, XII

OBSERVATION VI

PLANCHE XI

Le fœtus monstre agénosome hydrorachique avec éventration, fractures consolidées des os de la jambe, pieds bots, etc., dont l'histoire anatomique est rapportée observation VI, page 128, est diminuées d'un cinquième.

FIG. 1. — Le sujet entier vu par sa face antérieure. — 1 1. Limite de l'anneau ombilical. — 2 2. Cordon ombilical très court et très gros, ouvert pour faire voir (3 3 3) les viscères abdominaux herniés. — 4 4. Placenta. — 5 5. Foie déformé, replié et logé dans une cavité formée par les tuniques du cordon distendues. — 6 6. Face postérieure de la vessie, sa face antérieure et la portion correspondante de la paroi abdominale manquant. — 7. Anus cæco-vésical s'ouvrant dans le milieu de la face postérieure de la vessie. — 8. Ouverture de la trompe utérine gauche. — 9. Poche hydrorachique saillante au périnée. — 10. Scissure circulaire, profonde, au niveau du quart inférieur de la cuisse. — 11. Saillie anguleuse aiguë formée au milieu de la face antérieure de la jambe par le tibia offrant une fracture consolidée. — 12. Talon droit fortement soulevé. — 13. Face plantaire du pied droit tournée en avant. — 14. Pied gauche valgus (renversement en dedans).

FIG. 2. — Le même vu par sa face postérieure pour montrer les formes extérieures de la déviation de l'épine et l'inclinaison du bassin. — 1. Ligne indiquant le trajet de l'épine. — 2 2. Autre ligne indiquant la dépression du flanc gauche et la crête iliaque du même côté. — 3. Scissure circulaire de la partie inférieure de la cuisse droite. — 4. Saillie formée par le tibia à la face antérieure de la jambe. — 5. Talon du côté droit. — 5'. Face dorsale du pied droit. — 6. Malléole interne gauche. — 7. Talon gauche. — 7'. Face plantaire du pied gauche tournée en dehors et en arrière (pied bot valgus). — 8. Poche hydrorachique saillante sous le périnée. — 9 9 9. Placenta. — 10 10. Tuniques du cordon ouvertes pour faire voir (11) les intestins renfermés dans leur cavité.

PLANCHE XII

FIG. 1. — Le sujet vu par sa face postérieure. Les téguments de la nuque, du dos et des membres inférieurs sont enlevés pour faire voir les muscles superficiels. — 1. Poche formée par les membranes de la moelle, faisant hernie à travers le canal sacré; cette poche est ouverte en arrière. — 2. Autre poche hydrorachidienne, saillante sous le périnée; elle est fendue en bas et communique avec le canal de la moelle à travers un pédicule tubulé. — 3. Saillie osseuse formée par les arcs postérieurs gauches des vertèbres sacrées. — 4. Condyle externe du fémur droit. — 5. Pointe osseuse formée par le fragment supérieur du tibia (qui présente une fracture consolidée). — 6. Talon du côté droit. — 7. Malléole interne gauche. — 8. Malléole externe gauche. — 9. Talon gauche. — 10 10. Muscles trapèzes. — 11 11. Deltoïdes. — 12 12. Sous-épineux et petits ronds réunis. — 13 13. Longs chefs des triceps brachiaux. — 14 14. Grands ronds — 15. Rhomboïde gauche. — 16 16. Grands dorsaux, le gauche beaucoup plus étroit. — 17 17. Grands fessiers. — 17 *bis*. Bande musculaire entre les deux fessiers passant par-dessus le coccyx. — 18 18. Vastes externes. — 19. Biceps crural gauche. — 20 20. Demi-membraneux. — 21. Demi-tendineux gauche. — 22 22. Jumeaux et soléaires : ceux du côté droit excessivement rétractés et fibreux; ceux du côté gauche moins rétractés. — 23 23. Longs péroniers latéraux. — 24 24. Courts péroniers latéraux : ceux du côté droit sont beaucoup plus courts que ceux du côté gauche; mais ces derniers offrent une rétraction plus considérable que les autres muscles de la même jambe, et par là président à la déviation du pied en dehors. — 25. Jambier postérieur gauche. — 26. Jambier antérieur droit. — 27. Long extenseur du gros orteil droit. — 28. Long extenseur commun des orteils à droite. — 29 29. Nerfs poplités sciatiques externes. — 30. Nerf tibial postérieur gauche.

FIG. 2. — Muscles de la région moyenne du dos. Les muscles trapèzes grands dorsaux et les petits dentelés sont enlevés pour laisser à découvert les splénius, une partie des complexus, les masses communes et les muscles qui en émanent; on voit le raccourcissement de ces derniers à gauche, coïncidant avec la déviation de l'épine à droite. — 1. Os occipital. — 2 2 2. Ligne des apophyses épineuses. — 3. Points osseux formés par la moitié gauche de la paroi postérieure du canal sacré. — 4 4. Omoplates maintenues écartées à l'aide d'érignes. — 5. Poche formée par les méninges rachidiennes, et saillante à travers l'éraillure de la paroi postérieure du canal sacré. — 6 Masse commune droite. — 7. Masse gauche, plus épaisse, plus large et plus courte. — 8. Long dorsal du côté droit. — 9. Le même à gauche, plus gros, plus court et plus écarté de la ligne des apophyses épineuses. — 10. Faisceaux spinaux du long dorsal droit, fortement appliqués contre les apophyses épineuses. — 11. Les mêmes à gauche, plus courts et plus écartés de l'épine. — 12. Sacro-lombaire droit. — 13. Sacro-lombaire gauche, plus fort et tendu en ligne droite de haut en bas. — 14. Petit faisceau musculaire anormal allant de la masse commune à la 11e côte. — 15. Grands fessiers.

Fig. 3. — Tronc du sujet vu par sa face latérale gauche pour faire mieux voir le raccourcissement des muscles costo-abdominaux gauches et le rapprochement de la crête iliaque du rebord costal. — 1 1. Ligne des apophyses épineuses. — 2. Crête iliaque remontée au-devant de la dernière côte. — 3. Pointe osseuse formée par une portion du sacrum. — 4. Grand oblique de l'abdomen fortement rétracté surtout en arrière. — 4 *bis*. Petit faisceau musculaire anormal. — 5. Masses communes. — 5 *bis*. Faisceau musculaire anormal allant de la masse commune à la 11e côte. — 6. Long dorsal. — 6 *bis*. Faisceaux spinaux du long dorsal. — 7. Sacro-lombaire. — 8. Couturier. — 9. Droit antérieur de la cuisse. — 10. Tenseur du fascia lata. — 11. Grand fessier. — 12. Moyen fessier.

Fig. 4. — La face postérieure du tronc, tous les muscles enlevés à l'exception des transversaires épineux et des petits rotateurs de la tête. Les transversaires épineux du côté gauche sont tendus fortement, tandis que ceux du côté droit sont plissés transversalement. — 1 1. Ligne des apophyses épineuses. — 2222. Ligne des apophyses transverses. — 3. Saillie osseuse formée par la moitié gauche des arcs postérieurs du sacrum. — 44. Crêtes iliaques. — 5. Partie formée par les méninges rachidiennes herniées à travers le canal sacré. — 66. Atlas. — 6' Lames des vertèbres cervicales. — 77. Grands droits postérieurs de la tête. — 8. Petits droits postérieurs de la tête. — 9 9. Grands obliques postérieurs de la tête. — 1010. Petits obliques postérieurs de la tête. — 11 11. Transversaires épineux gauches tendus, tiraillés. — 11' Transversaires épineux droits, relâchés, plissés. — 1212. Grands fessiers. — 13. Couturier gauche. — 14. Tenseur du fascia lata.

Fig. 5. — Cette figure représente la partie inférieure du tronc et supérieure des cuisses, vus par leur face postérieure. La plupart des muscles sont enlevés; on voit à nu une grande partie des os iliaques, du sacrum, de la colonne vertébrale, des côtes et des fémurs. — 1 1. Série des apophyses épineuses. — 22. Côtes droites. — 3. Côtes gauches. — 4. Apophyse surmontant l'épine iliaque postérieure et formée aux dépens de la moitié gauche de la paroi postérieure du canal sacré. — 4 *bis*. Moitié droite de la même paroi, restée en place. — 4 *ter*. Coccyx. — 5. Os iliaque droit. — 6. Os iliaque gauche. — 7. Tête du fémur gauche luxée, recouverte par la capsule orbiculaire. — 8. Grand trochanter du même côté. — 9 9. Fémur droit. — 10. Poche hydrorachidienne saillante à travers l'éraillure postérieure du sacrum, représentée ouverte et affaissée. — 11. Pédicule de la poche hydrorachidienne inférieure. — 12. Nerf grand sciatique gauche.

Fig. 6. — La moitié gauche du bassin avec les deux tiers supérieurs de la cuisse vus par leur face externe, pour montrer la luxation du fémur dans la fosse iliaque. Les muscles fessiers sont enlevés, la capsule orbiculaire est ouverte et le fémur porté dans une rotation forcée en dehors pour faire voir l'intérieur de l'articulation et les rapports ainsi que l'état des surfaces réciproques. — 1. Os iliaque surmonté en arrière par une éminence osseuse (2) formée par la paroi postérieure gauche du canal sacré. — 3. Tête du fémur. — 4. Grand trochanter. — 5 5. Bords de la division de la capsule orbiculaire. — 6. Ligament interarticulaire. — 7. Portion du muscle grand oblique de l'abdomen. — 8. Couturier. — 9. Droit antérieur. — 10. Tendon des psoas et iliaque. — 11. Vaste externe et vaste moyen.

Fig. 7. — Moitié droit du bassin et cuisse droite vus par leur face antérieure. Les muscles psoas et iliaque et le droit antérieur sont enlevés et les muscles abdominaux soulevés pour faire voir la saillie que forme la tête du fémur luxée en avant et en haut. — 1. Côtes droites. — 2. Fosse iliaque interne. — 3. Ischium (le pubis manque). — 4. Tête du fémur recouverte par la capsule orbiculaire. — 5. Artère fémorale. — 6. Muscles abdominaux soulevés. — 7. Droit interne coupé dans sa partie moyenne; vu l'absence du pubis il est terminé supérieurement en pointe. — 8. Moyen adducteur. — 9. Pectiné. — 10. Grand adducteur. — 11. Vaste moyen. — 12. Demi-membraneux et demi-tendineux réunis.

Fig. 8. — Les mêmes parties, la capsule orbiculaire ouverte et la tête du fémur tirée en avant pour faire voir l'intérieur de l'articulation et l'état des surfaces articulaires. — 1. Tête du fémur. — 2 2. Bords de l'ouverture de la capsule fibreuse. — 3. Bourrelet cotyloïdien refoulé en haut. — 4. Ligament interarticulaire. — 5. Cavité cotyloïde comblée par du tissu osseux.

Fig. 9. — La jambe et le pied gauches (pied bot valgus) vus par leur face externe. Les téguments sont enlevés et les muscles préparés. L'avant-pied et le bord externe du pied (naguère fortement relevés) sont abaissés par une érigne pour faire voir la tension des muscles péroniers latéraux et extenseur commun des orteils et la résistance qu'ils opposent à cet abaissement. — 1. Condyle externe du fémur. — 2. Condyle interne. — 3. Malléole interne très saillante. — 4. Malléole externe enfoncée. — 5. Talon. — 6. Muscle jumeau externe. — 7. Muscle soléaire. — 8 8. Long péronier latéral. — 9 9. Court péronier latéral. — 1010. Long extenseur commun des orteils. — 11. Jambier antérieur.

TAB XI

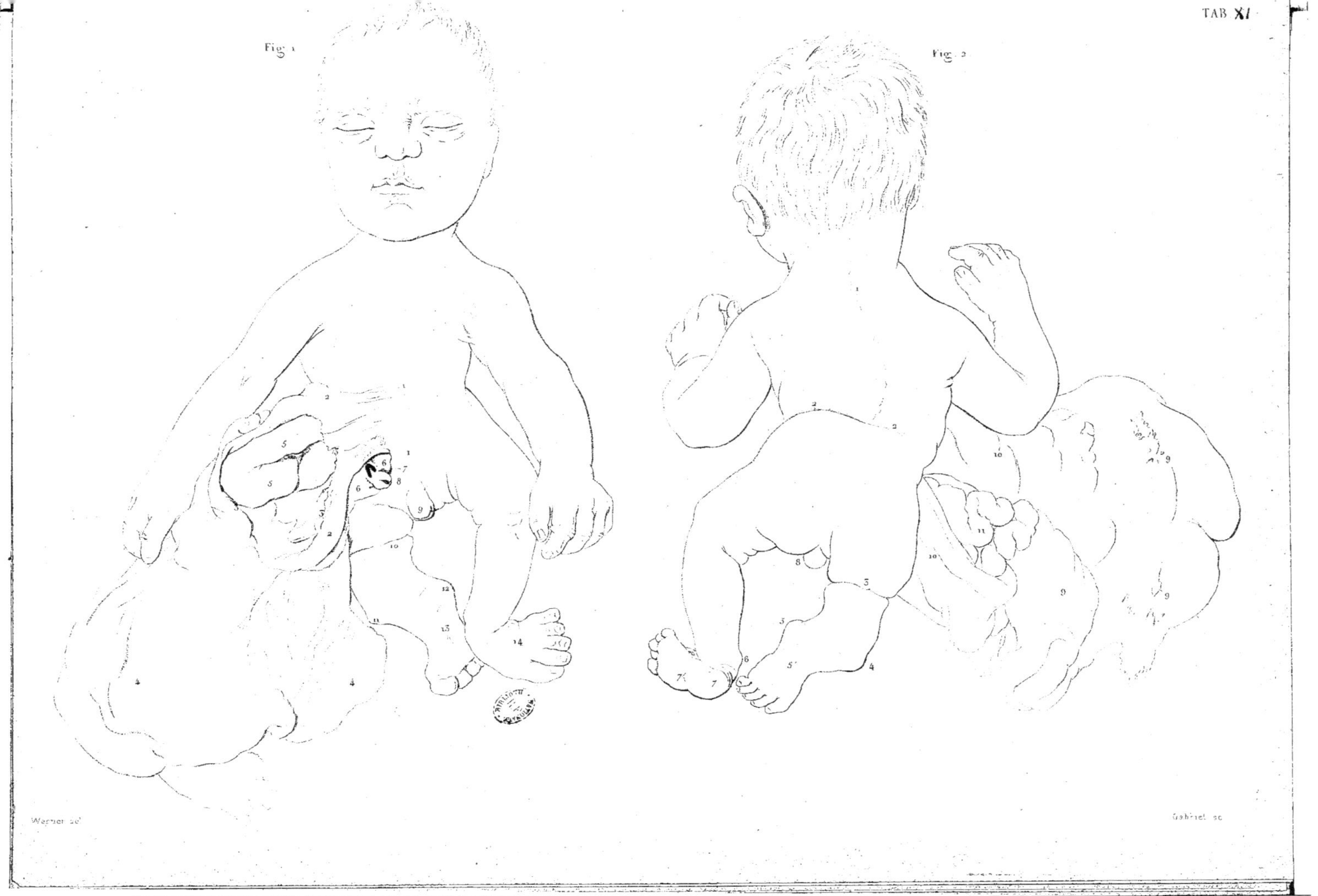

TAB. XII

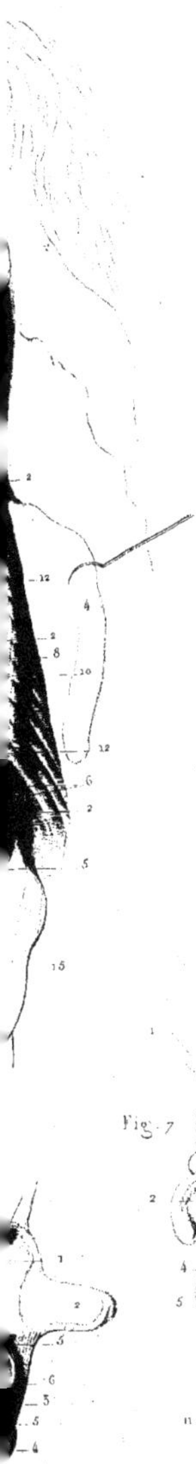

Fig. 4

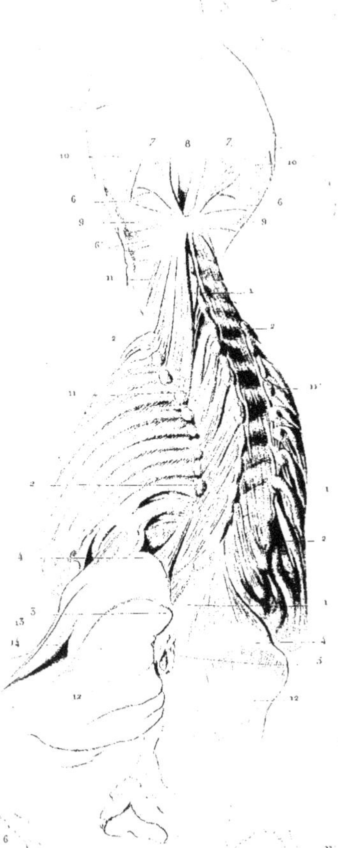

Fig. 3

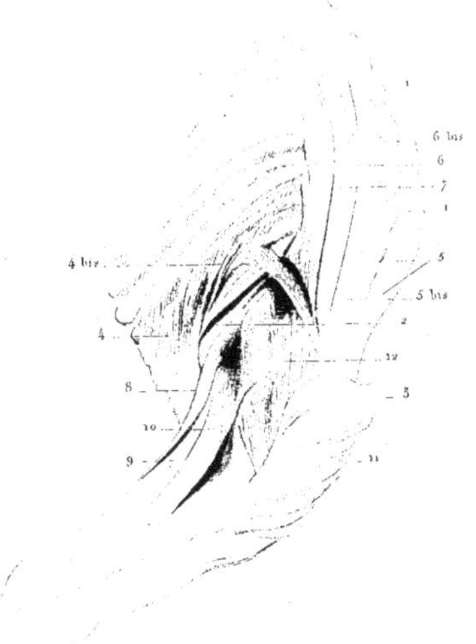

Fig. 9

Fig. 7

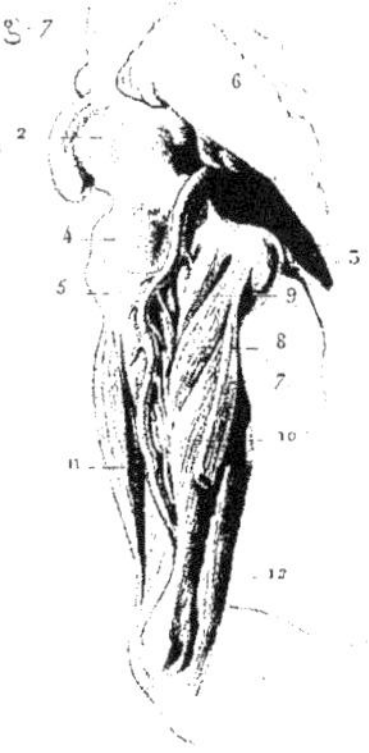

Fig. 8

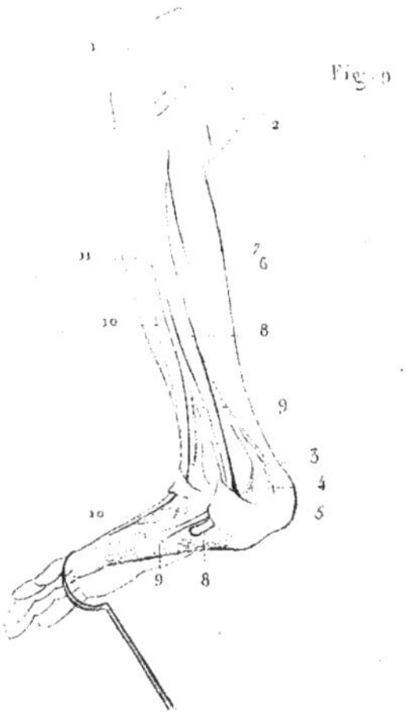

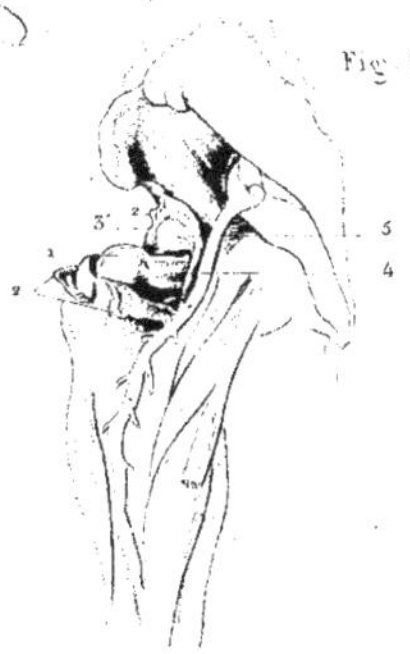

Gabriel sc.

PLANCHES XIII, XIV

OBSERVATION VII

PLANCHE XIII

Cette PLANCHE représente le sujet de l'observation VII, page 147. Fœtus monstre agénosome (Geoffroy Saint-Hilaire).

FIG. 1. — Le sujet, vu par sa face antérieure, est représenté grandeur naturelle. Il présente un spina bifida sacré avec poche hydrorachique, une exomphale considérable avec issue des viscères abdominaux renfermés dans une poche commune ; déviation latérale de l'épine, pieds bots. — 1. Placenta. — 2. Poche des eaux. — 3, 4. Foie coiffé d'une partie de la poche ombilicale ouverte. — 5. Paroi postérieure de la vessie. — 6. Ouverture cæcale formant anus anormal. — 7. Ouverture du tubercule représentant la verge. — 8 8. Ouvertures vésicales. — 9 9. Jambes fléchies sur la cuisse et tournées en dedans.

FIG. 2. — Le sujet vu par sa face postérieure. — 1. Placenta. — 2. Débris de la poche des eaux. — 3. Enveloppe de l'exomphale vue par sa face latérale droite. — 4. Ouverture de la poche hydrorachique communiquant avec le spina bifida.

PLANCHE XIV

Anatomie du sujet de la planche précédente. Les parties sont représentées grandeur naturelle.

FIG. 1. — Face postérieure du sujet. Les téguments du tronc et des membres inférieurs, ainsi que les muscles superficiels du dos, sont enlevés. La poche hydrorachidienne est ouverte ; on y voit l'orifice de communication avec le canal de la moelle. — 1. Crâne dépouillé en arrière de ses enveloppes. — 2 2. Omoplates écartées et déjetées en dehors. — 3 3. Membres supérieurs, les coudes fléchis. — 4. Ligne des apophyses épineuses. — 4' 4'. Lignes des apophyses transverses. — 5 5. Côtes gauches formant par leur ensemble une vive arête au niveau de leurs angles. — 6 6. Côtes droites n'offrant pas de vestige d'angles. — 7 7. Crêtes iliaques, la gauche beaucoup plus élevée. — 8 8. Poche hydrorachidienne ouverte ; elle contenait de l'eau et des débris de matière nerveuse. — 9. Ouverture de communication de la poche avec le canal des méninges rachidiennes : on y voit l'extrémité inférieure de la moelle à moitié détruite, et les racines des nerfs sacrés obligés de remonter dans le canal osseux pour gagner les trous de conjugaison. — 10. Petits muscles rotateurs de la tête. — 11 11. Muscles transversaires épineux du côté droit offrant des plissures transversales, surtout dans les deux tiers supérieurs de leur étendue. — 12 12. Les mêmes à gauche, fortement tendus depuis le haut jusqu'en bas. — 13. Muscle grand oblique de l'abdomen du côté gauche, tiraillé par suite du soulèvement des côtes. — 14 14. Grand fessier du côté droit. — 15 15. Grand fessier du côté gauche, très irrégulier et perforé près de son insertion sacrée par la poche hydrorachidienne. — 15'. Faisceau de ce muscle qui résulte du soulèvement opéré par la poche qu'il contourne pour aller gagner le sacrum. — 16 16. Muscles jumeaux fortement rétractés. — 17 17. Talons soulevés et tournés en dedans. — 18 18. Faces plantaires.

FIG. 2. — La jambe et le pied gauches du même fœtus (pied équin varus) vus par leur face antérieure externe. Les téguments sont enlevés et les muscles préparés pour montrer leur rétraction et la part qu'ils prennent dans la production de la difformité du pied. — 1. Extrémité inférieure de la cuisse. — 2. Tibia. — 3. Péroné. — 4 4. Muscle jambier antérieur tendu, raccourci, maintenant le renversement du pied en dehors. — 5. Extenseur propre du gros orteil également rétracté. — 6 6. Extenseur commun des orteils moins rétracté que les deux précédents. — 6'. Tendon péronier antérieur. — 7 7. Péroniers latéraux allongés. — 8. Pédieux réduit en une lame membraneuse étroite. — 9. Ligament annulaire antérieur du tarse fortement soulevé par les tendons des muscles jambiers antérieur et extenseur propres du gros orteil.

FIG. 3. — Les mêmes parties vues par leur face postérieure interne. — 1. Partie inférieure de la cuisse. — 2 2. Tibia. — 3 3. Tendon du jambier antérieur bridé par le ligament annulaire du tarse. — 4. Jumeaux (l'insertion tibiale du soléaire manque). — 5. Fléchisseur commun des orteils. — 6. Fléchisseur propre du gros orteil. — 7. Tendon du jambier postérieur. — 8. Adducteur du gros orteil raccourci et tendu comme une corde entre ses deux insertions. — 9. Petit fléchisseur du gros orteil. — 10. Abducteur oblique. — 11. Court fléchisseur commun. — 12. Abducteur du petit orteil. — 13. Petit fléchisseur du petit orteil. — 14. Adducteur du petit orteil. — 15. Nerf tibial postérieur.

TAB. XIII

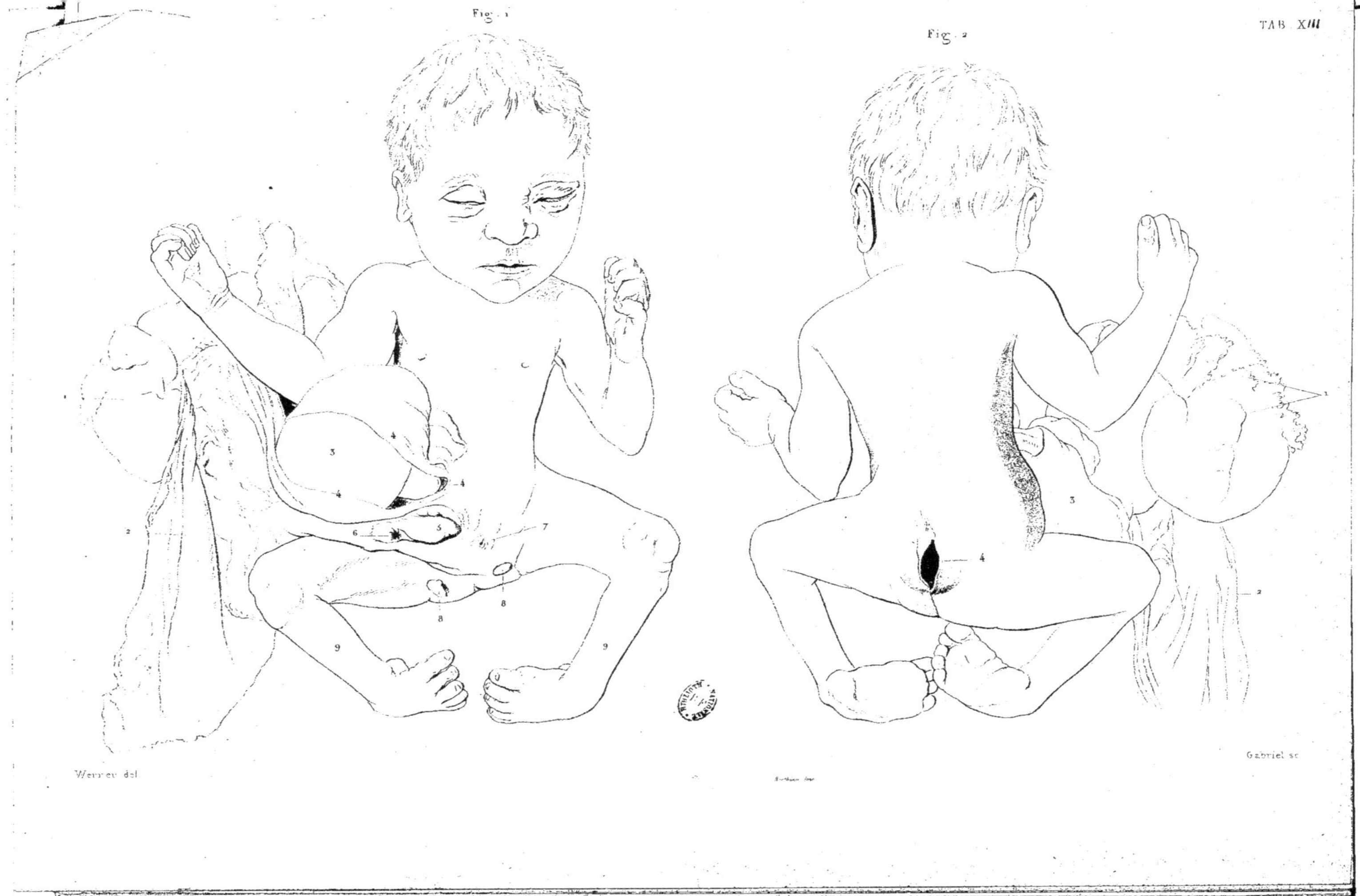

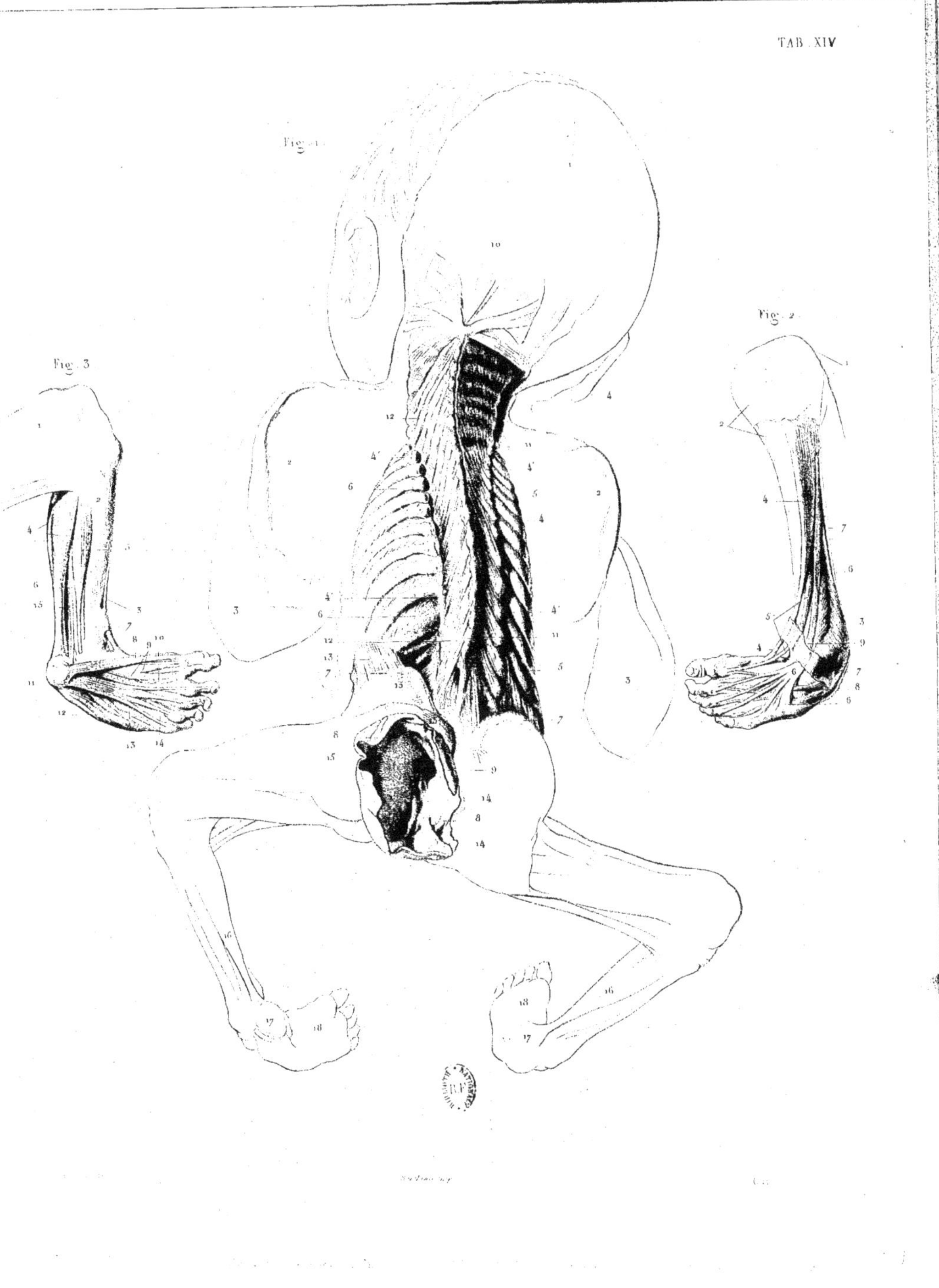
Fig. 1
Fig. 2
Fig. 3

PLANCHE XV

OBSERVATION VIII

La FIGURE 1 représente un embryon humain d'environ six semaines, enveloppé de ses membranes et offrant des distorsions remarquables des quatre membres. Ce dessin nous a été communiqué par M. Martin-Saint-Ange. La pièce existe au musée de Clamart. On voit un tiraillement assez prononcé de la moitié droite de la face, une obliquité considérable de la bouche, du nez et de l'œil droit, et une largeur considérable du col, plus des flexions permanentes très prononcées des quatre membres. — 1. Cordon ombilical. – 2. Membre supérieur droit offrant une flexion permanente du coude, avec pronation permanente de la main et écartement des doigts. — 3. Membre supérieur gauche, flexion du coude avec adduction et extension considérable de la main. — 4. Membre inférieur droit, moins développé que celui du côté opposé, offrant une flexion prononcée de la cuisse sur le bassin, une flexion complète de la jambe sur la cuisse et un pied bot varus équin, avec extension prononcée des orteils. — 5. Membre inférieur gauche avec flexion de la cuisse sur le bassin et de la jambe sur la cuisse et pied bot valgus équin très prononcé. — Nous regrettons vivement de ne pouvoir donner de renseignements plus précis sur cette pièce intéressante.

Les autres figures de cette planche représentent le fœtus de l'observation VIII, affecté d'occlusion de l'œil gauche et de rétraction musculaire, principalement aux quatre membres, coïncidant avec les difformités que nous allons indiquer.

FIG. 2. — Le sujet entier vu par sa face postérieure. On voit la forte élévation de l'épaule droite et l'attraction en bas et en arrière de l'épaule gauche. Les membres sont représentés dans leur position. On voit leurs flexions permanentes, la subluxation du genou gauche et les difformités des mains et des pieds. — 1. Épine de l'omoplate droite. — 2. Extrémité externe de la clavicule luxée en haut et soulevant fortement la peau. — 3. Fibres du muscle trapèze droit ramassées en faisceaux marqués sous la peau, qui est très mince en cet endroit. — 4. Épaule gauche abaissée et portée en arrière. — 5. Face palmaire de la main gauche. — 6. Tendon du cubital antérieur gauche qui est rétracté et saillant sous la peau. — 7. Genou gauche subluxé en arrière. — 8. Genou droit, siège d'une fluxion permanente : on voit les reliefs que forment sous la peau les tendons des muscles fléchisseurs. — 9. Courbure du tibia du côté droit, au niveau de l'insertion de l'épiphyse inférieure. — 10. Malléole externe droite. — 11. Talon du pied droit (pied talus au deuxième degré) fortement abaissé, tandis que l'avant-pied est soulevé. — 12. Pied gauche offrant une disposition inverse (pied équin au deuxième degré). — 13. Talon gauche fortement élevé : on voit au-dessus le tendon d'Achille soulevant la peau. — 14. Face plantaire du pied gauche regardant en arrière et en dehors.

FIG. 3. — Le même fœtus représenté par la face antérieure. On voit l'occlusion de l'œil gauche, la luxation sterno-claviculaire gauche, la poitrine carrée, la luxation acromio-claviculaire, la subluxation double du carpe à droite, et les autres difformités des membres déjà indiquées par la figure précédente. — 1. Dépression répondant à l'œil gauche dont les paupières sont soudées. — 1'. L'œil droit déjà ouvert. — 2. Moignon de l'épaule droite très élevé. — 3. Moignon de l'épaule gauche. — 4. Saillie formée par l'extrémité acromiale de la clavicule droite luxée en haut. — 5. Autre saillie formée par l'extrémité sternale de la clavicule gauche luxée en avant. — 6 6. Série des articulations chondro-costales soulevées, tandis que le sternum et les cartilages sont déprimés (poitrine carrée). — 7. Dépression profonde existant au niveau de la face dorsale du carpe droit subluxé en avant sur les os de l'avant-bras et du métacarpe. — 8. Main gauche fixée dans l'adduction et dans la pronation. — 9. Genou droit fixé dans une flexion permanente. — 10. Genou gauche : on voit la saillie formée en avant par les condyles du fémur, surmontant une dépression qui répond à l'extrémité supérieure du tibia subluxé en arrière. — 11. Cou-de-pied droit maintenu dans une flexion exagérée. — 12. Face plantaire du pied droit regardant en dedans et en avant. — 13. Face dorsale du pied gauche très convexe et dirigée en avant et en bas (pied équin deuxième degré). — 14. Talon gauche fortement soulevé.

FIG. 4. — Face postérieure du même sujet, les téguments enlevés et les muscles superficiels mis à nu. On voit la rétraction du trapèze droit, du cubital antérieur gauche, des fléchisseurs de la jambe droite et des muscles du molet gauche ; on voit, en outre, comment le tendon d'Achille, à droite, décrit une courbe à convexité postérieure pour contourner l'extrémité inférieure du tibia courbé dans le même sens. — 1. Saillie de l'extrémité acromiale de la clavicule droite luxée en haut. — 2. Saillie de l'extrémité acromiale de la clavicule gauche luxée à gauche. — 3 3. Épines des omoplates. — 4 4. Muscles trapèzes : celui du côté droit est plus épais et généralement à fibres plus courtes que le gauche. — 5 5. Deltoïdes. — 6 6. Sous-épineux et petits ronds réunis. — 7 7. Grands ronds. — 8 8. Grands dorsaux. — 9. Biceps brachial. — 10 10. Triceps brachial. — 11. Cubital antérieur droit. — 12. Cubital antérieur gauche fortement rétracté et s'opposant à l'abduction de la main. — 13 13. Grands fessiers. — 14 14. Moyens fessiers. — 15 15. Vastes externes. — 16 16. Biceps cruraux : celui du côté droit, fortement rétracté, s'oppose à l'extension de la jambe. — 17 17. Demi-membraneux et demi-tendineux réunis, ceux du côté droit fortement rétractés. — 18. Droit interne gauche. — 19 19. Jumeaux, ceux du côté gauche fortement rétractés. — 19'. Tendon d'Achille gauche soulevé, saillant. — 19'' Tendon d'Achille droit appliqué fortement contre le quart inférieur du tibia dont il contourne la courbure. — 20. Soléaire gauche. — 21. Péroniers latéraux du côté droit.

Fig. 5. — Le sujet vu par la face antérieure, les téguments du tronc et des membres enlevés et les muscles superficiels préparés. — 1. Œil gauche fermé. — 1'. Œil droit ouvert. — 2. Pavillon de l'oreille gauche. — 3. Clavicule droite luxée à son extrémité externe. — 3'. Clavicule gauche luxée à ses deux extrémités. — 4. Olécrâne gauche. — 5 5. Tibias. — 5'. Courbure du tibia droit dans son quart inférieur. — 6 6. Talons : le gauche élevé, le droit abaissé. — 7. Trachée-artère. — 8. Cordon ombilical. — 9. Scrotum surmonté d'un petit pénis. — 10 10. Muscles sterno- et cléido-mastoïdiens. — 11. Bord supéro-externe du trapèze gauche. — 12. 12. Deltoïdes. — 13 13. Grands pectoraux. — 14 14. Biceps brachiaux. — 15 15. Brachiaux antérieurs. — 16 16. Triceps brachiaux. — 17 17. Longs supinateurs. — 18 18. Radiaux externes non séparés en haut. — 19 19. Extenseurs des doigts. — 20 20. Cubitaux postérieurs, le gauche rétracté. — 21 21. Tendons du psoas et iliaques. — 22. Tenseur du fascia lata gauche. — 23 23. Couturiers, le droit ayant une direction presque rectiligne et s'opposant à l'extension de la jambe. — 24 24. Droits antérieurs des cuisses, le gauche déplacé en dehors et allongé par suite de la flexion permanente de la jambe. — 25 25 25. Triceps cruraux. — 26 26. Pectinés. — 27 27. Premiers ou longs adducteurs. — 28 28. Droits internes. — 29. Grands adducteurs. — 30 30. Jambiers antérieurs : celui du côté droit gros et rétracté, le gauche très mince. — 31. Long extenseur commun des orteils du côté gauche. — 32. Péroniers latéraux gauches.

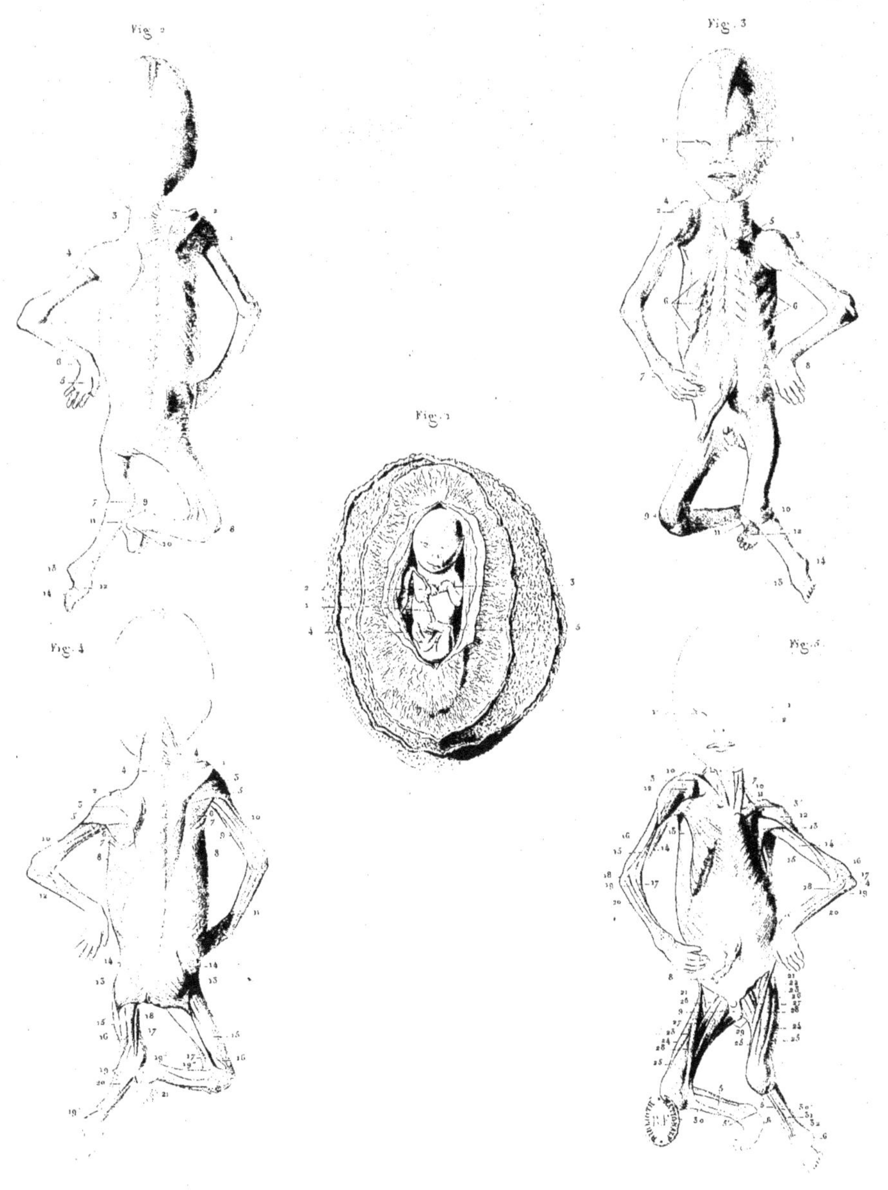

Werner del.

Sabrié sc.

PLANCHE XVI

OBSERVATION IX

Cette planche représente l'arrière-train du sujet de l'observation IX offrant un spina bifida sacré avec destruction partielle et suppuration de l'extrémité inférieure de la moelle et destruction partielle et récente du cerveau, ainsi que deux pieds bots talus. Toutes les figures sont au tiers de la grandeur naturelle.

FIG. 1. — La jambe et le pied gauches, représentés par leur face interne, pour faire voir l'abaissement du talon et l'élévation de l'avant-pied ainsi que le rebroussement des orteils. — 1. Jambe dans laquelle le mollet n'existe pas pour ainsi dire. — 2. Malléole interne. — 3. Talon dirigé en bas et un peu en avant. — 4. Bord interne du pied. — 5. Orteils rebroussés.

FIG. 2. — Les mêmes parties, vues par leur face externe. — 1. Jambe. — 2. Malléole externe. — 3. Talon. — 4. Bord externe du pied. — 5. Orteils.

FIG. 3. — La colonne lombaire, le bassin et les membres abdominaux vus par la face postérieure. Les deux premières vertèbres lombaires sont ouvertes en arrière pour laisser voir la moelle épinière qui est encore recouverte par les méninges ; on voit à travers la bifidité morbide des arcs postérieurs du sacrum, une portion de la poche hydrorachique contenant des filaments flottans, débris de l'extrémité inférieure de la moelle et des nerfs sacrés ; enfin l'on voit postérieurement la direction des deux pieds. — 1 1. Vertèbres lombaires. — 2 2 2. Cercle osseux et cartilagineux formé par les arcs postérieurs du sacrum déjetés en dehors. — 3. Coccyx. — 4. Os iliaque gauche dénudé. — 5 5. Tubérosités ischiatiques. — 6 6. Grands trochanters. — 7. Moelle épinière. — 8. Filaments flottants dans la poche hydrorachique, représentant l'extrémité inférieure de la moelle et les nerfs sacrés. — 9. Bords de la section de la dure-mère qui se dilatait en ce point pour former la poche. — 10 10. Nerfs grands sciatiques. — 11 11. Grand fessier du côté droit. Les portions iliaque et sacrée de ce muscle forment deux chefs très distincts. On voit que ce dernier, inséré sur le cercle osseux formé par les moitiés d'apophyses épineuses du sacrum correspondantes, les attire à lui et tend à les renverser davantage. — 12. Moyen fessier. — 13. Releveur de l'anus. — 14. Piriforme gauche. — 15. Vaste externe gauche. — 16. Biceps et demi-tendineux. — 17 17. Ligaments sacro-sciatiques.

FIG. 4. — La jambe et le pied gauches vus par leur face interne. Les téguments sont enlevés, les muscles préparés, et l'avant-pied tenu aussi abaissé que possible à l'aide d'une érigne. On voit le raccourcissement et la tension du jambier antérieur et des extenseurs des orteils. — 1. Rotule. — 2. Condyle interne du fémur. — 3 3. Tibias. — 4. Calcanéum. — 5. Premier cunéiforme. — 6. Premier métatarsien. — 7 7. Muscle jambier antérieur, fort en proportion des autres, raccourci, et tendant à s'écarter en avant du tibia. — 8 8. Extenseur du gros orteil qu'on entrevoit derrière le tendon du jambier antérieur. — 9. Jumeau interne. — 10. Fibres tibiales du soléaire. — 11. Extrémité inférieure du tendon d'Achille fortement serré contre la couche profonde. — 12. Fléchisseur commun des orteils plus gros que les jumeaux. — 13 13. Tendon du jambier postérieur. — 14. Aponévrose plantaire recouvrant les muscles de la plante du pied. — 15. Ligament annulaire antérieur du tarse, élargi, tiraillé par les tendons.

FIG. 5. — La même jambe vue par la face externe. Les téguments sont également enlevés et l'avant-pied abaissé par une érigne. — 1. Crête du tibia. — 2. Malléole externe. — 3. Jumeau externe vu de profil. — 4. Tendon d'Achille, mince et enfoncé dans la couche profonde. — 5 5. Long péronier latéral très développé. — 6 6. Court péronier latéral. — 7 7. Long extenseur commun des orteils, très développé, raccourci, soulevant fortement le ligament annulaire. — 8. Tendon du péronier antérieur. — 9. Portion du jambier antérieur.

TAB. XVI

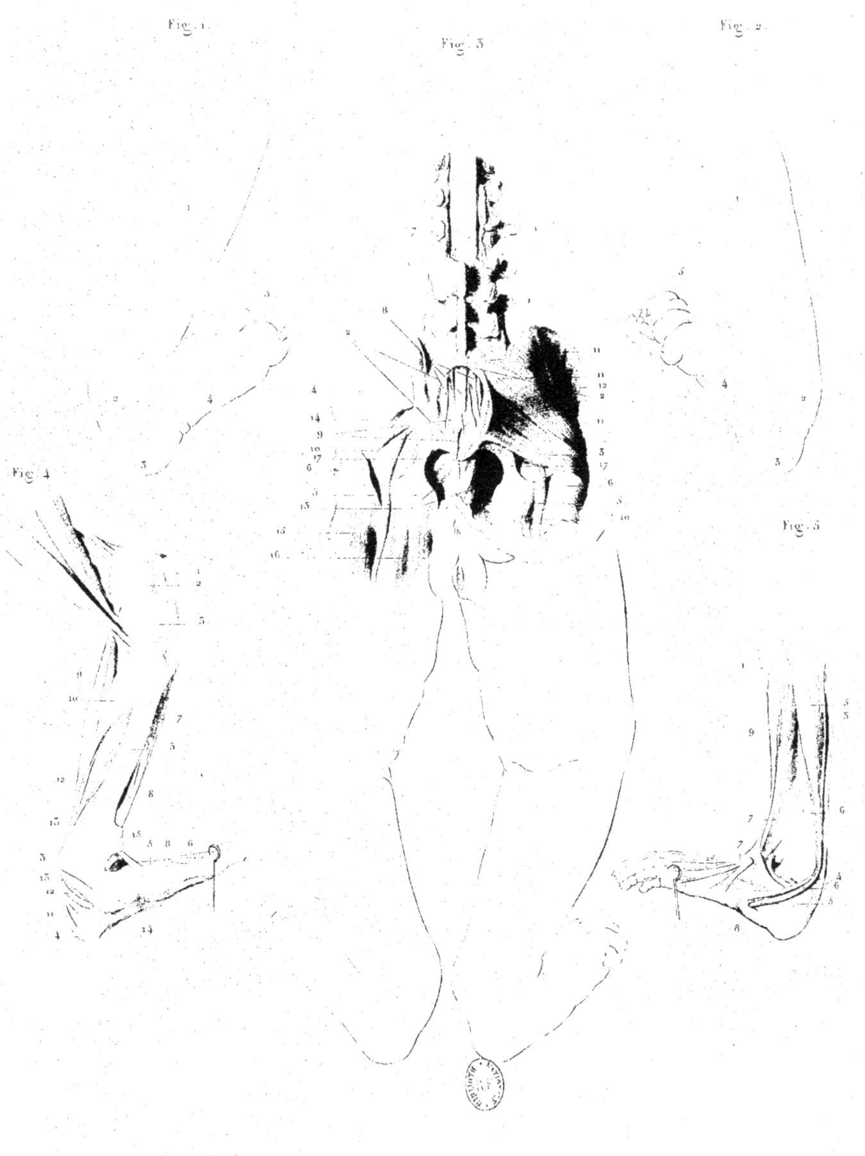

PLANCHES XVII, XVIII, XIX, XX, XXI

OBSERVATION X

PLANCHE XVII

Cette planche représente un fœtus de veau offrant un exemple de difformité générale articulaire avec éventration liées à une hydrocéphale. Le fœtus est vu par sa face postérieure, toutes les parties dans la situation où elles ont été trouvées.

1 1 1. Ligne indiquant la direction de l'épine. — 2 2. Saillie formée par le bord spinal de l'omoplate gauche, soulevé par les apophyses transverses. — 3. Moignons du membre antérieur gauche. — 4 4 4. Membre antérieur droit, attiré en haut et en arrière, avec flexion radio-carpienne permanente. — 5 5 5. Membre postérieur gauche avec extension permanente du genou et flexion en sens inverse de la flexion normale, de l'articulation tibio-tarsienne. — 6. Saillie formée par la rotule. — 7 7 7. Membre postérieur droit, avec flexion permanente du genou et flexion en sens inverse de l'état normal de l'articulation tibio-tarsienne (pied bot équin postérieur chez l'homme). — 8. Queue. — 9. Pointe du cœur. — 10 10. Foie. — 11. Panse. — 12. Paquet intestinal sortis de la cavité abdominale. — 13 13 13. Veines ombilicales. — 14 14. Artères ombilicales. — 15. Rebord costal gauche, à nu par suite de l'arrachement des tuniques du cordon. — 16. Bride, en forme de pont, constituée par les éléments des parois antérieures du tronc, enveloppée par une gaîne cutanée. — 17 17. Replis cutanés au moyen desquels l'enveloppe de la bride se continue avec la peau du reste du corps. — 18. Crâne hydrocéphalique.

PLANCHES XVIII ET XIX

Le même fœtus vu par sa face antérieure. Les viscères abdominaux sont enlevés pour laisser voir la disposition et les rapports du cœur et des gros vaisseaux, et celle de quelques parties antérieures du tronc avec la colonne vertébrale.

1 1 1. Colonne lombaire fortement déviée à droite et en avant. — 2 2. Os iliaques. — 3. Niveau de l'épine iliaque antéro-supérieure gauche. — 4 4. Maxillaire inférieur. — 5. Tronçon d'humérus recouvert par des muscles. — 6. Voûte palatine; on voit le commencement des deux fentes. — 7. Moitié gauche du sternum retournée. — 8 8 8. Cartilages costaux gauches. — 9 9. Côtes gauches. — 10. Saillie du larynx — 11 11. Trachée. — 12 12 12. Les deux poumons. — 13. Cœur. — 14. Orifice du canal veineux. — 15 15. Aorte. — 16. Carotide primitive droite. — 17 Carotide primitive gauche naissant du même tronc. — 18 18. Artères ombilicales. — 19 19. Artères iliaques externes. — 20. Artères hypogastriques fournies par les ombilicales. — 21 21. Veine cave inférieure. — 22. Veine sous-clavière droite. — 23. Veine sous-clavière gauche. — 24 24. Veines jugulaires. — 25 25. Veines iliaques primitives. — 26. Veines fémorales. — 27. Veine prépubienne accompagnée d'une artère. — 28 28. Veines saphènes, la gauche accompagnée du nerf saphène. — 29. Nerf pneumogastrique droit. — 30 30. Appendice du diaphragme qui se perd dans l'aponévrose brachiale droite. — 31. Diaphragme représentant des cléido-mastoïdiens droits, se perdant en bas dans le fascia sous-cutané. — 32. Les mêmes à gauche; l'un inséré au grand pectoral, l'autre au deltoïde. — 33. Muscles sterno-maxillaires droit et gauche; ce dernier rudimentaire. — 34. Deux faisceaux sterno-mastoïdiens du côté droit. — 35 35. Omo-hyoïdiens. — 36. Sterno-hyoïdiens. — 37. Sterno-thyroïdien droit; le gauche est masqué. — 38. Long du cou. — 39. Scalène antérieur. — 40. Sous-scapulaire. — 41. Transverse gauche de l'abdomen. — 42. Petit oblique de l'abdomen. — 43. Les deux droits de l'abdomen. — 44. Grand oblique gauche. — 45 45. Psoas droit. — 46. Psoas gauche. 47. Épaule droite. — 48. Membre antérieur droit. — 49 49. Membre postérieur droit. — 50. Membre postérieur gauche.

PLANCHE XX

Cette figure fait voir le fœtus par la face antérieure. Les viscères thoraciques et abdominaux sont enlevés pour faire voir le trajet de la colonne et la disposition de l'intérieur du thorax, de l'abdomen et de l'excavation pelvienne.

1 1 1. Corps vertébraux. — 2. Sacrum. — 3. Rebord très irrégulier et très rapproché du détroit supérieur du bassin. — 4. Symphyse du pubis. — 5. Épine iliaque antéro-supérieure gauche. — 6. Excavation du bassin, irrégulière et presque oblitérée dans le milieu. — 7 7. Maxillaire inférieur. — 8. Moignon représentant l'humérus gauche. — 9. Côtes gauches convexes en dedans. — 10. Cartilages costaux et moitié gauche du sternum retourné. — 11. Les premières côtes droites. — 12 12. Membre antérieur droit. — 13. Membre postérieur droit contourné en arrière. — 14. Membre posté-

rieur gauche, également contourné, avec flexion anormale de l'articulation tibio-tarsienne et pied bot. — 15. Muscles de l'appareil sous-hyoïdien. — 16 16. Muscles psoas. — 17 17 17 17. Muscles iliaques creusés en avant d'une gouttière pour loger le tendon du psoas. — 18. Muscles droits de l'abdomen retournés et déjetés à gauche. — 19. Muscle petit oblique gauche. — 20. Portion du transverse gauche. — 21 21. Muscles droits antérieurs des cuisses. — 22 22. Vastes internes. — 23. Moyen adducteur du côté droit. — 24 24. Droits internes très raccourcis. — 25 25. Grands adducteurs. — 26. Tenseur du fascia lata.

PLANCHE XXI

Cette figure représente le sujet vu par derrière le squelette presque entièrement dépouillé. On n'a conservé que les masses communes des deux côtés, les sacro-lombaire et long dorsal droits, une partie des transversaires épineux du même côté, et les muscles des membres postérieurs.

1 1. Ligne des apophyses épineuses. — 2 2 2 2. Apophyses articulaires. — 3 3. Apophyses transverses. — 4. Corps vertébraux. — 5. Moitié droite du sternum. — 6'. Moitié gauche du sternum. — 7. Les deux premières côtes droites. — 8'. Plaque osseuse formée par la réunion des troisième à huitième côtes droites. — 9''. Côtes gauches. — 10 10. Cartilages costaux droits donnant insertion aux sacro-lombaire et long dorsal. — 11. Masse commune gauche tendue et rétractée, et bridant la colonne sur le bassin. — 12. Masse commune droite très petite plus rétractée encore, et passée à l'état fibreux, s'engageant sous les côtes droites réfléchies en arrière. — 13. Derniers faisceaux du long dorsal s'attachant à la septième vertèbre cervicale ; ces faisceaux brident la région cervico-dorsale sur la portion inférieure de la colonne. — 14. Transversaires épineux à gauche, également rétractés et rapprochant les sommets des apophyses épineuses des apophyses transverses.

TAB XVII

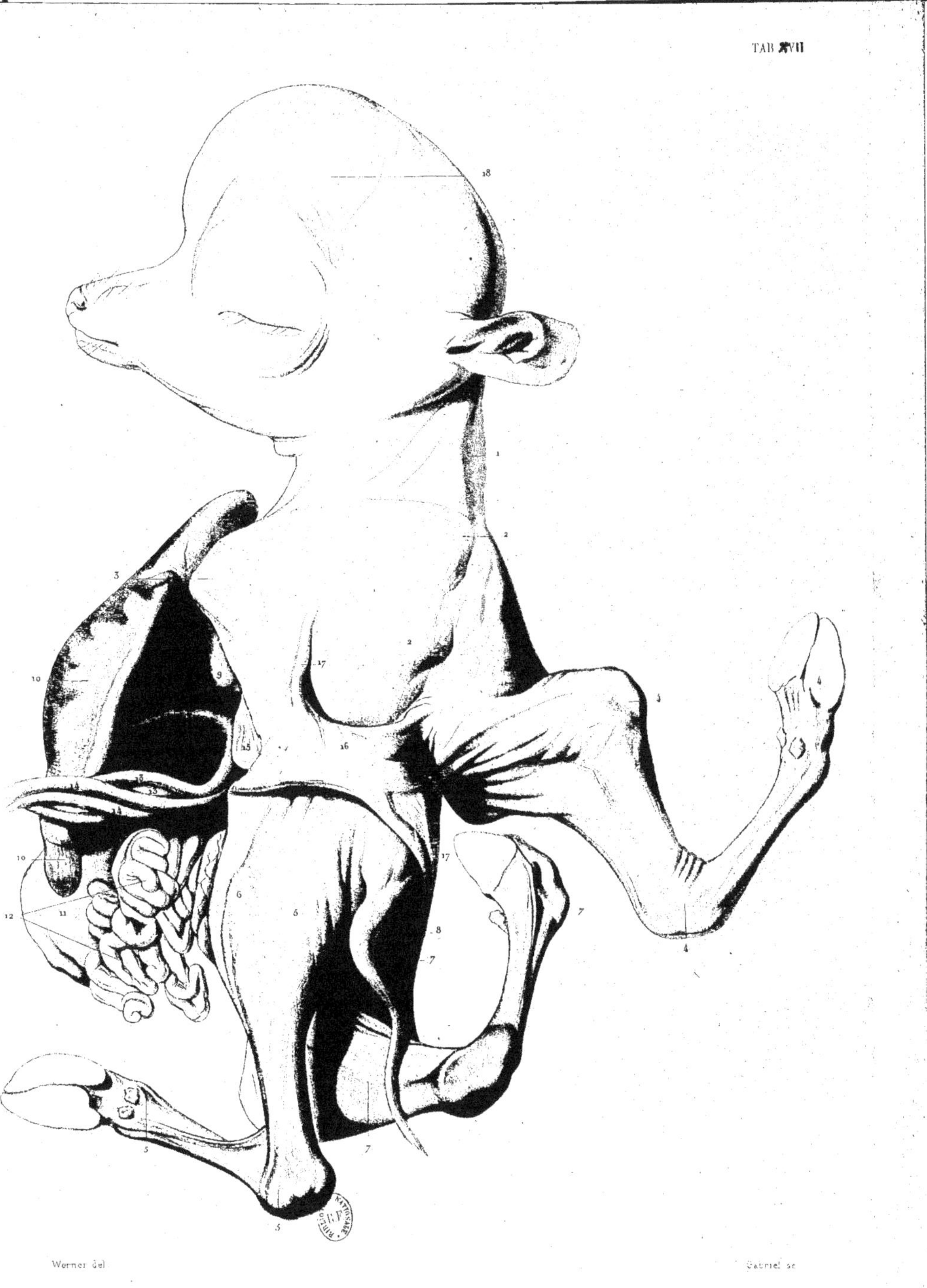

Werner del. Gabriel sc.

TAB XVIII

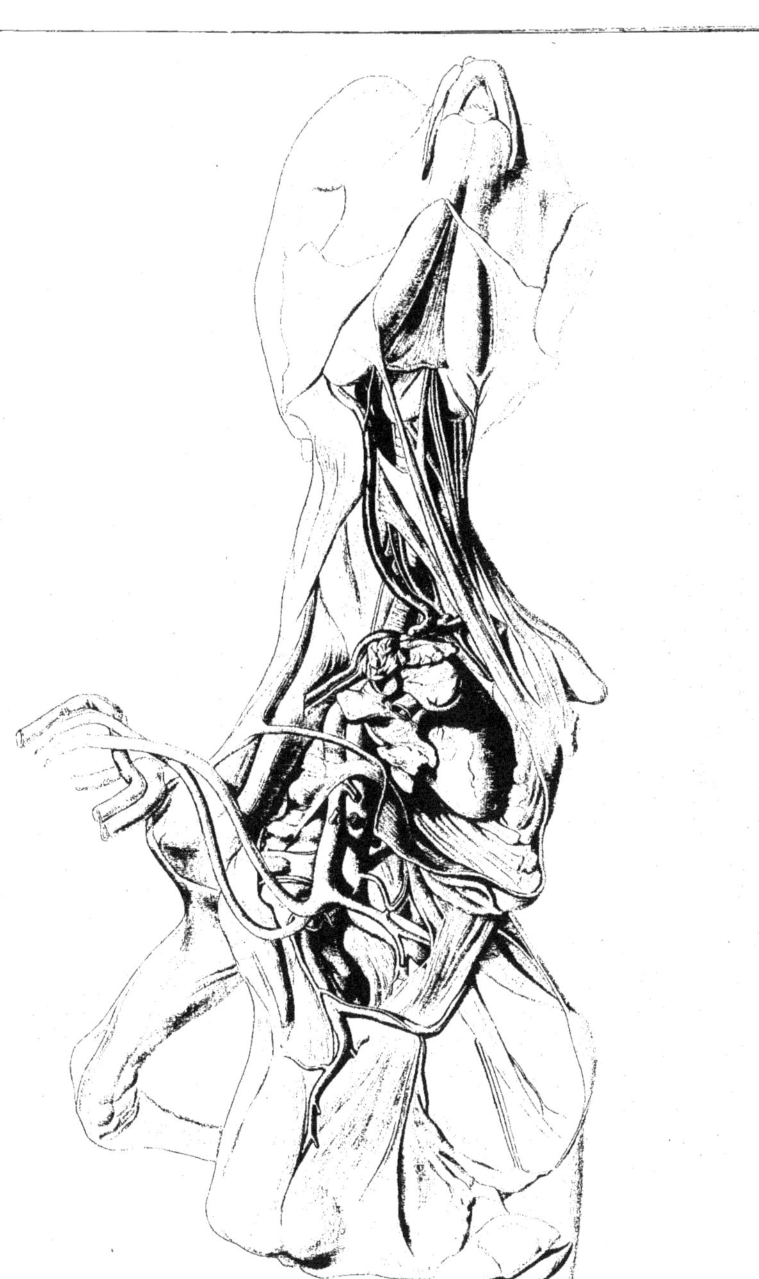

TAB XIX

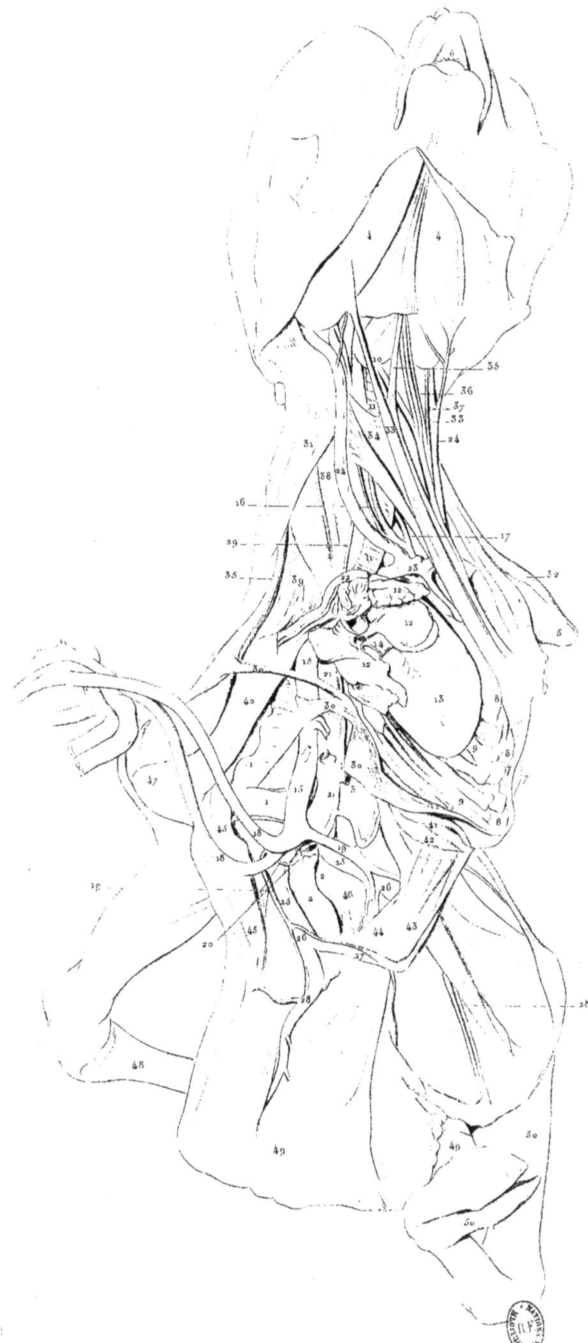

Werner del. Gabriel sc.

TAB. XX

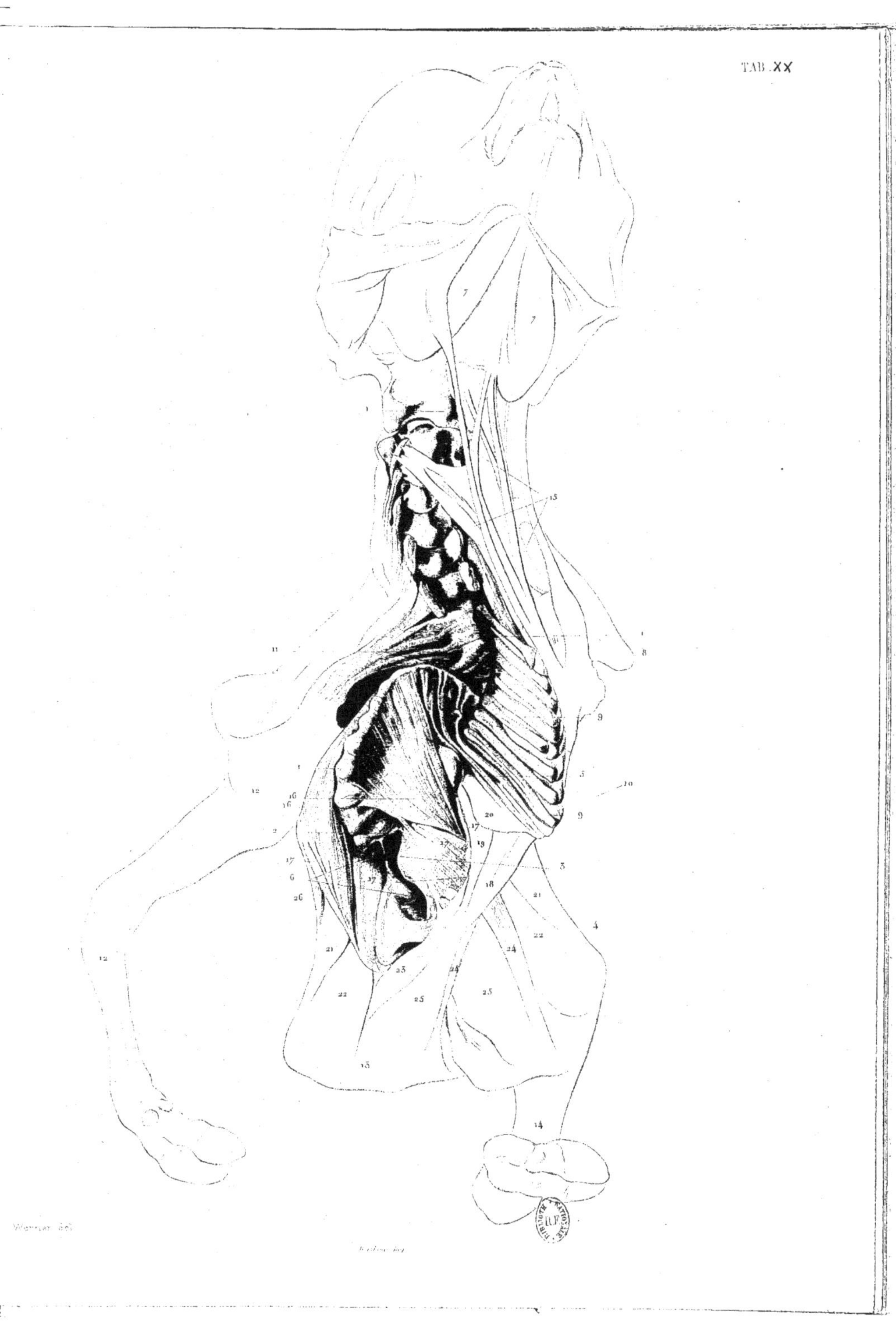

Werner del.

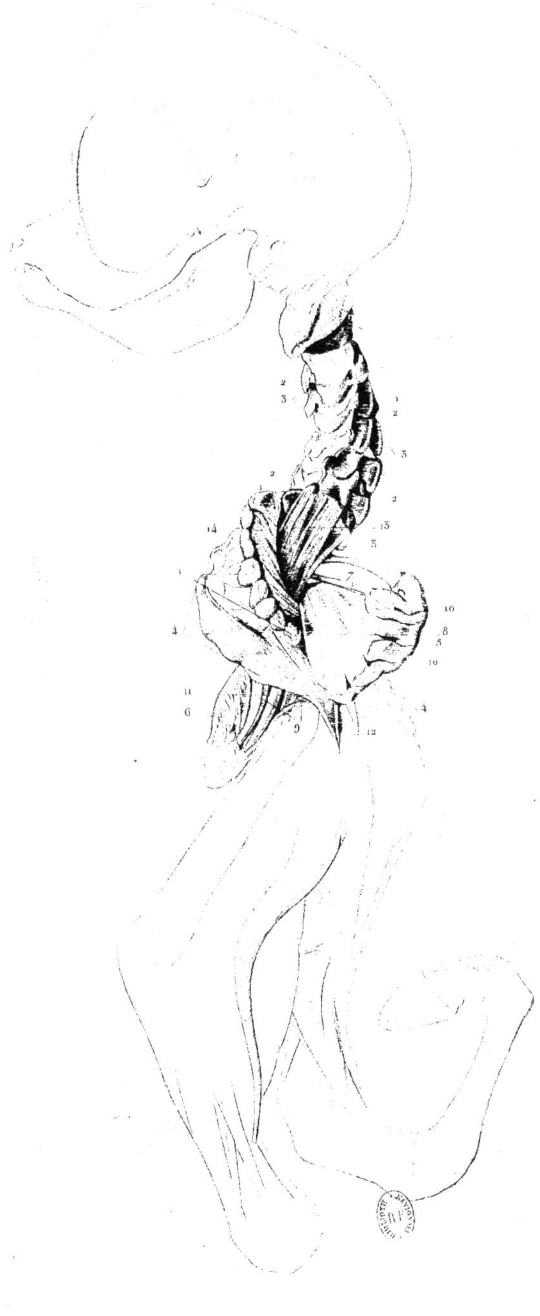

TAB. XXI

PLANCHE XXII

OBSERVATION XII

PLANCHE XXII

Cette planche représente le monstre ischiopage de Prunay (voy. obs. XII), offrant deux pieds bots et une flexion permanente des genoux.

Fig. 1. — Le monstre entier au trait, vu par sa face antérieure, représenté au tiers de sa grandeur normale. On voit le mode d'union des deux sujets, les difformités des membres abdominaux et les rapports qu'ils affectent entre eux. — 1. Marie-Louise. — 2. Hortense-Honorine. — 3. Ombilic unique, ayant servi pour les deux individus. — 4. Pied droit de Marie-Louise, vu par sa face dorsale et offrant à un haut degré la difformité équin varus. — 5. Pied gauche de la même, légèrement équin. — 6. Pied gauche d'Hortense, varus équin très prononcé. — 7. Pied droit de la même, varus simple au deuxième degré.

Fig. 2. — Le membre abdominal droit d'Hortense et gauche de Marie-Louise, grandeur naturelle, vus par leur face antérieure. — 1. Jambe droite de Marie-Louise. — 2. Jambe gauche d'Hortense. — 3. Condyle interne du fémur. — 4. Rotule. — 5 5. Tibia. — 6. Péroné. — 7 7. Muscle jambier antérieur fortement rétracté, s'opposant au redressement du pied. — 8 8. Long extenseur commun des orteils également rétracté, et devenu rotateur du pied en dedans. Ce muscle n'offre point de chef péronier antérieur. — 9. Extenseur propre du gros orteil. — 9'. Tendon de ce muscle, étendu en ligne droite, du ligament annulaire du tarse aux phalanges, et par conséquent très éloigné des os et des vaisseaux sous-jacents. — 10. Muscle pédieux aminci, allongé. — Artère pédieuse ayant conservé ses rapports avec les os, et bien plus profondément située que les tendons du jambier antérieur et des longs extenseurs. — 12. Artère malléolaire externe. — 13 13. Condyles du fémur gauche de Marie-Louise. — 14. Rotule. — 15. Tibia. — 16. Malléole externe. — 17 17. Jambier antérieur encore plus rétracté que dans l'autre jambe. — 18 18. Long extenseur du gros orteil également plus rétracté que celui de l'autre jambe. — 19 19. Long extenseur commun également dépourvu de chef péronier antérieur. — 20. Péroniers latéraux. — 21. Pédieux. — 22. Artère malléolaire externe.

Fig. 3. — Jambe et pied gauches d'Hortense vus par leur face postérieure interne. On voit la rétraction des muscles postérieurs de la jambe et des plantaires. — 1. Extrémité inférieure du fémur recouverte de la capsule du genou. — 2. Tibia. — 3. Paquet des muscles couturiers, droit interne, demi-tendineux et demi-membraneux, dont le raccourcissement s'oppose à l'extension de la jambe sur la cuisse. — 4. Jumeaux, et 5 soléaire fortement rétracté et passés à moitié à l'état fibreux. — 6. Tendon d'Achille plutôt allongé que raccourci. — 7. Tendon du jambier postérieur. — 8. Muscle fléchisseur commun des orteils. — 9. Tendon du jambier antérieur. — 10. Court fléchisseur commun étendu en ligne droite entre ses deux extrémités. — 11. Chaire carrée. — 12. Plantaire interne raccourci. — 13. Plantaire externe. — 14. Artère tibiale postérieure. — 15. Artère plantaire externe. — 16. Artère plantaire interne.

Fig. 4. — La jambe et le pied droits de Marie-Louise offrant les mêmes parties que la précédente.

Fig. 5. — La jambe et le pied gauches d'Hortense vus par la même face que la figure 3. Les muscles superficiels sont enlevés. On n'a conservé que le jambier postérieur et les tendons des jambiers antérieur, extenseur propre du gros orteil et long péronier latéral, pour donner une idée du mode d'action de ces muscles et de la somme d'influence de chacun dans la production de cette forme particulière du pied bot. — 1. Tibia. — 2. Péroné. — 3. Calcanéum. — 4. Premier métatarsien. — 5. Cinquième métatarsien. — 6. Muscle jambier postérieur beaucoup trop court pour permettre le redressement du pied. — 7. Attache principale du tendon du jambier postérieur au grand cunéiforme. — 8. Autre faisceau du même tendon s'insérant à l'extrémité postérieure du quatrième métatarsien. — 9. Tendon du jambier antérieur (fig. 2, 17). — 10. Tendon de l'extenseur propre du gros orteil (fig. 2, 19). — 11. Tendon du long péronier latéral se trouvant également trop court, mais seulement par suite du renversement du pied, et contribuant par là à augmenter la courbure du pied. — 12. Insertion du tendon d'Achille.

TAB XXII

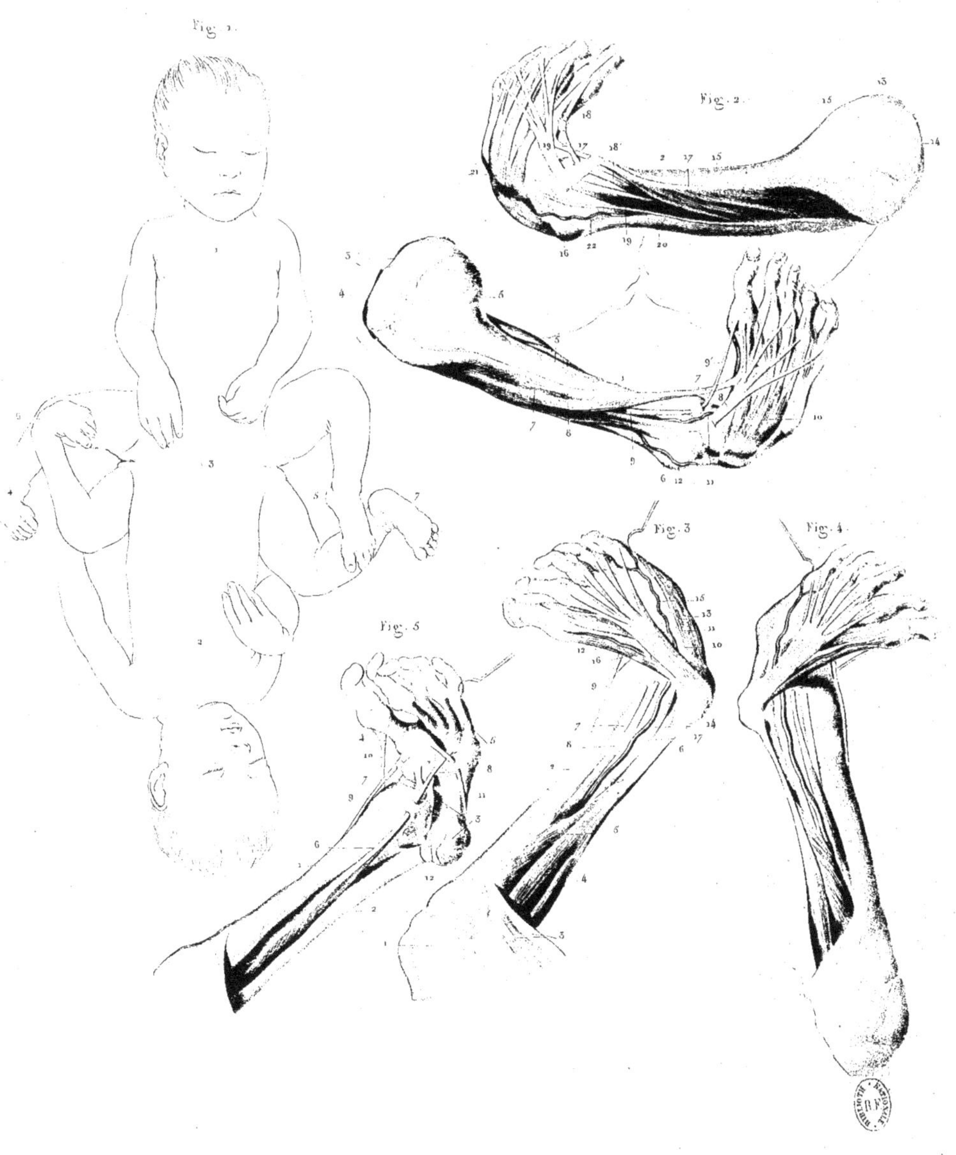

Werner del

Gabriel sc

PLANCHE XXIII

PREMIÈRE PLANCHE DES AUTEURS

Cette planche représente des cas de difformités chez les monstres, extraits de différents auteurs.

Fig. 1 et 2. — Le fœtus monstre de la deuxième observation de Meckel (observation XVIII des auteurs), offrant, outre l'absence complète du cerveau et de la moelle : 1° une excurvation anguleuse lombo-sacrée, surmontée d'une incurvation dorso-lombaire; 2° une éventration; 3° une difformité des mains par suite de l'absence probable des radius et l'absence des pouces; 4° un pied varus à droite et un pied équin à gauche.

La figure 1 représente l'individu par sa face antérieure. — 1. Crâne dont la voûte manque. — 2. Poche formée par les tuniques du cordon et renfermant les viscères abdominaux éventrés. — 3. Cordon ombilical. — 4 4. Membres supérieurs; les coudes sont dans une extension exagérée. — 5 5. Mains portées dans une abduction extrême par suite de l'absence présumée des radius; les pouces manquent. — 6 6. Jambes fléchies à angle droit sur les cuisses. — 7. Pied bot varus équin du côté droit. — 8. Pied bot équin à gauche.

Fig. 2. — Le sujet vu par sa face latérale gauche. — 1-8. Comme sur la figure 1. — 9. Base du crâne laissée à découvert par suite de l'absence de la voûte. — 10. Canal rachidien largement ouvert. — 11. Sommet de l'excurvation ombo-sacrée.

Fig. 3. — Représente le œtus anencéphale de la première observation de Meckel (observation VII des auteurs). Cet individu se distingue surtout par un renversement extrême de la tête en arrière, par suite de la rétraction des muscles postérieurs du cou. Le sujet est vu par sa face latérale gauche. — 1. Bouche occupant le point le plus culminant de l'individu. — 2. Nez dont les narines sont dirigées en haut. — 3. Yeux très saillants, comme chassés des orbites. — 4. Menton. — 5. Pavillon de l'oreille. — 6. Face postérieure des corps vertébraux laissée à nu par suite du renversement des arcs vertébraux en dehors.

Fig. 4. — Monstre acéphale de la première observation de Béclard. Il offre des pieds bots varus équins très prononcés. — 1. Tubercule auquel vient aboutir la colonne vertébrale. — 2. Cordon ombilical. — 3 3. Pieds bots varus équins.

Fig. 5. — Monstre acéphale de la première observation de Malacarne (observation XI des auteurs). Aucun vestige de la tête, du cou et du membre supérieur gauche. Absence des os de l'avant-bras droit, du pouce de la main droite, de deux orteils du pied droit et d'un orteil du pied gauche. Déviation latérale de la colonne vertébrale à gauche, forte déviation des genoux en dehors; pieds-bots varus équins très prononcés. — 1. Sillon régnant tout le long de la face antérieure du tronc — 2. Bras droit (l'avant-bras manque). — 3. Main droite, munie des quatre derniers doigts seulement. — 4 4. Genoux déviés en dehors. — 5 5. Pieds bots vus par leur face dorsale, n'ayant que 4 orteils chacun.

Fig. 6. — Fœtus monstre acéphale de l'observation de Prochaska (observation XIII des auteurs). Absence de la tête, du cou, et des membres supérieurs. Ombilic plus haut que de coutume; hypospadias; pieds bots varus équins au troisième degré : trois orteils seulement à chaque doigt. Obésité remarquable. — 1. Cordon ombilical inséré plus haut que de coutume. — 2. Tubercule osseux formé par la colonne vertébrale. — 3 3. Pieds bots varus équins vus par leur face plantaire et munis de trois doigts seulement.

Fig. 7. — Monstre acéphale de la deuxième observation de Malacarne (observation XII des auteurs). Absence de toute la moitié supérieure du tronc et des membres supérieurs; pieds bots varus très prononcés. — 1. Cordon ombilical. — 2 2. Genoux tournés en dehors. — 3 3. Pieds bots varus simple à droite, varus équin à gauche.

Fig. 8. — Monstre acéphale de l'observation de Vogli (observation III des auteurs). Absence de la tête, des membres supérieurs et d'une partie du thorax. Pieds bots varus équin à droite, équin simple à gauche. — 1. Tubercule formé par l'extrémité supérieure de la colonne vertébrale. — 2. Cordon ombilical. — 3. Pied droit varus équin. — 4. Pied gauche équin simple.

Fig. 9. — Le monstre acéphale de l'observation de Kundmann (observation IV des auteurs). Absence de la majeure partie du tronc et des membres supérieurs. Développement moindre du membre inférieur droit. Trois orteils seulement à chaque pied. Pieds bots varus équins. — 1. Tubercule formé par l'extrémité supérieure de la colonne vertébrale. — 2. Cordon ombilical. — 3. Membre inférieur droit plus court que le gauche. — 4. Membre gauche plus long. — 5 5. Pieds bots varus équins munis de trois doigts seulement.

FIG. 10. — Le fœtus acéphale de l'observation de Giel (observation XXVII des auteurs). Absence simultanée des deux tiers supérieurs du tronc, des membres supérieurs et de plusieurs orteils aux membres inférieurs. Pieds bots varus. Obésité remarquable. — 1. Placenta avec le cordon. — 2. Ombilic. — 3 3. Niveau des genoux. — 4. Pied droit, varus au troisième degré, offrant deux orteils seulement. — 5. Pied gauche, varus peu prononcé, offrant quatre orteils.

FIG. 11. — Le fœtus monstre acéphale de l'observation de Busch (observation XVI des auteurs). Absence de toute la moitié supérieure du corps, flexion légère des genoux en avant. Pied bot varus à gauche. — 1. Tubercule recouvert de poils, formé par l'extrémité supérieure de la colonne vertébrale. — 2. Cordon ombilical. — 3. Vulve. — 4 4. Cuisses très grosses. — 5 5. Genoux dans une extension exagérée. — 6. Pied gauche, varus, n'ayant que quatre orteils. — 7. Pied droit offrant trois orteils seulement.

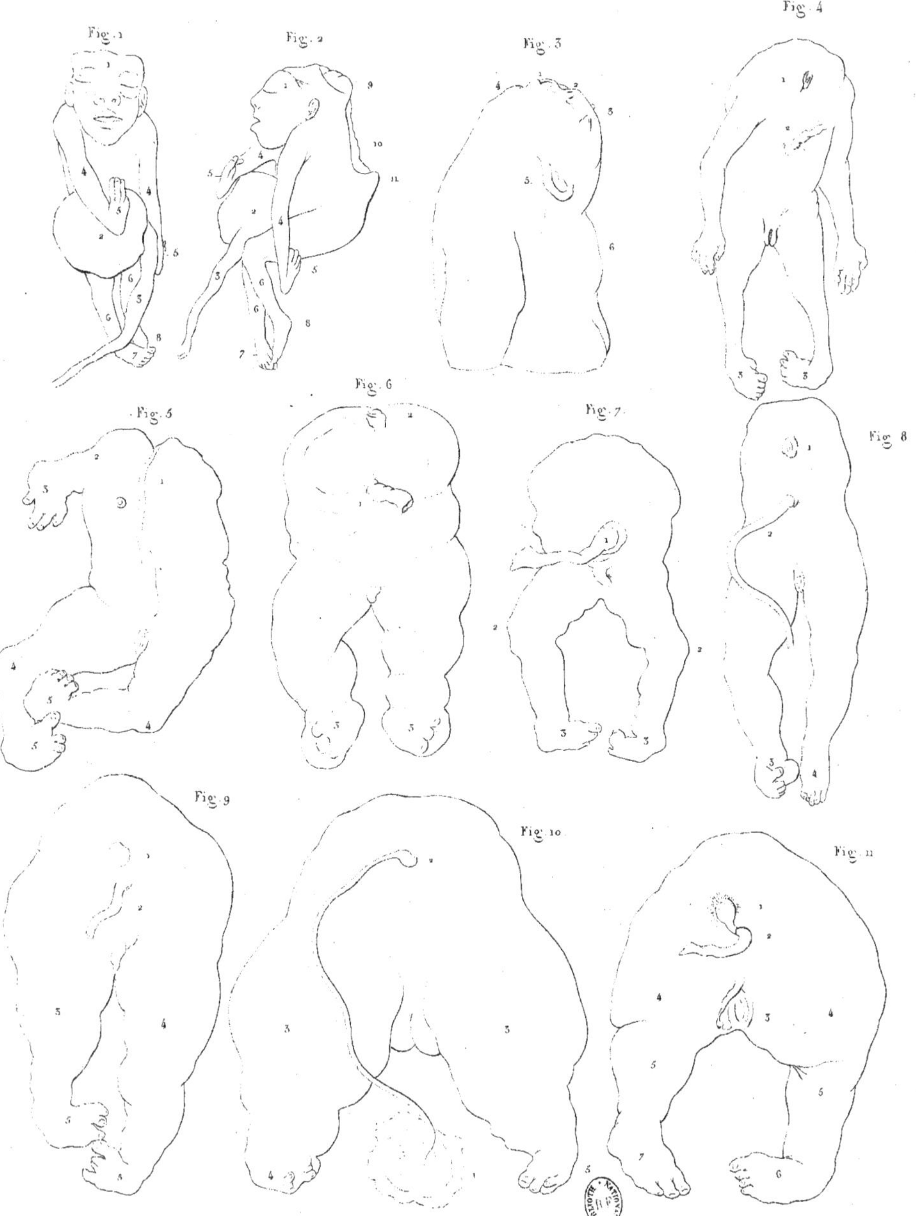

Gabriel sc.

PLANCHE XXIV

DEUXIÈME PLANCHE DES AUTEURS

Cette planche représente, comme la précédente, des cas de monstruosités avec difformités, empruntés à différents auteurs. Les figures 1 et 2 sont relatives au fœtus de l'observation de M. Cruveilhier, dont j'ai rapporté l'histoire (observation XXXIV des auteurs), présentant : 1° deux mains botes ; 2° luxations des deux fémurs avec flexion extrême des cuisses sur le bassin, et flexion antérieure de la jambe sur la cuisse ; 3° deux pieds bots ; 4° une imperforation de l'anus ; 5° une dépression latérale du bassin, telle que les éminences ilio-pectinées et la branche descendante des ischions des deux côtés sont soudées entre elles.

Fig. 1. — Le fœtus entier vu par sa face antérieure et dans la situation qui lui paraît naturelle. Les bras sont rapprochés de la partie antérieure du tronc, les avant-bras se touchent par leurs bords cubitaux, et les mains, portées dans une abduction extrême, longent les bords radiaux des avant-bras. On voit également la flexion extrême des membres inférieurs sur le bassin et les deux pieds bots varus au deuxième degré. Avant-bras. — 2 2. Mains botes. — 3. Cuisse droite vue par sa face postérieure — 3'. Cuisse gauche vue par sa face externe. — 4. Pied droit vu par sa face plantaire. — 5. Pied gauche, vu par sa face dorsale.

Fig. 2. — Le bassin, avec les extrémités supérieures des fémurs et la cinquième vertèbre lombaire, vus par leur face postérieure. On voit la cavité du petit bassin séparée en deux par suite de la soudure des ischions et des éminences ilio-pectinées. On voit en outre les têtes des fémurs luxées, remontées vers les fosses iliaques externes. — 1. Cinquième vertèbre lombaire. — 2. Sacrum vu par sa face postérieure. — 3 3. Fosses iliaques externes. — 4 4. Tubérosités des ischions. — 5. Symphyse des pubis. — 6. Pont osseux résultant de la soudure des ischions et des éminences ilio-pectinées, divisant la cavité du petit bassin en deux. — 7 7. Têtes des fémurs luxés. — 8 8. Cavités cotyloïdes en partie oblitérées.

Fig. 3. — Fœtus *célosome* (Isid. Geoffroy Saint-Hil.) dont l'histoire anatomique a été publiée par M. Yeatman (observation XXXVII des auteurs). Ce fœtus présente : 1° une déviation latérale de l'épine ; 2° une éventration et un passage des viscères thoraciques dans l'abdomen, par suite d'absence partielle des parois abdominales et du diaphragme ; 3° une adduction forcée de la main gauche ; 4° une luxation de la cuisse gauche en avant avec atrophie de tout le membre de ce côté ; 5° une extension permanente du genou droit ; 6° une flexion permanente du genou droit avec luxation présumée du tibia en arrière ; 7° deux pieds bots varus équins au deuxième degré. — 1. Cordon ombilical (les artères seulement). — 2. Estomac. — 3. Paquet des intestins sortis de l'abdomen. — 4. Foie également sorti de la cavité abdominale. — 5. Crosse de l'aorte. — 6. Vulve. — 7. Anus. — 8. Main gauche maintenue dans l'adduction. — 9. Cuisse gauche dont l'os paraît être luxé en avant et en haut ; elle est maintenue dans une adduction extrême. — 10. Condyles du fémur dépassant de beaucoup en avant le tibia. — 11. Jambe gauche atrophiée, comme desséchée ; le tibia paraît luxé en arrière. — 12. Pied bot varus équin présentant une atrophie proportionnée à celle de la jambe. — 13. Genou droit maintenu étendu. — 14. Pied droit varus équin.

Fig. 4 — Fœtus monstre agénosome décrit par Elsholtius (observation analysée page 231) présentant : une éventration ; une affection présumée de la colonne vertébrale ; absence des organes génitaux ; un vice de conformation du membre supérieur gauche ; rétraction considérable du membre inférieur gauche avec luxation présumée du fémur en avant ; pieds bots varus à droite, valgus à gauche, avec quatre orteils seulement à chaque pied ; prolongement du coccyx sous forme de queue, plus un autre appendice de même forme au membre inférieur gauche. — 1 1. Poche formée par les tuniques du cordon, renfermant les viscères éventrés. — 2. Portion du cordon. — 3. Moignon conoïde représentant le membre supérieur gauche, terminé par un seul doigt muni d'un ongle. — 4. Membre inférieur gauche, très court et gros, porté dans la rotation en dehors et dans la flexion, offrant probablement une luxation du fémur en avant. — 5. Pied gauche valgus offrant quatre orteils seulement. — 6. Cuisse droite portée dans l'abduction et la flexion. — 7. Pied droit muni de quatre orteils et offrant un varus simple. — 8. Appendice ou bride cutanée partant du tiers inférieur de la face interne de la cuisse, pour s'attacher au bord interne du pied. — 9. Anus ; il n'y a point d'orifice pour les organes génito-urinaires. Il est probable qu'il y avait exstrophie de la vessie. — 10. Appendice coccygien en forme de queue couverte de poils.

Fig. 5. — Le fœtus monstre podencéphale de l'observation XXI décrite par Rathke, présentant une hernie du cervelet, une éventration et des difformités aux quatre membres. — 1. crâne renfermant le cerveau seulement. — 2. Poche située derrière l'occiput et renfermant un cervelet hypertrophié et une notable quantité de liquide. — 3. Autre poche renfermant les viscères abdominaux éventrés. — 4. Membre supérieur droit. — 5. Pouce du même côté ne tenant à la main que par un léger pédicule. — 6. Bras gauche moins développé que le droit. — 7. Avant-bras et main, cette dernière n'offrant que deux doigts. (Il est probable, malgré l'assertion contraire de l'auteur, qui n'a pas disséqué cette partie du fœtus, que les éléments de l'avant-bras existaient dans un état rudimentaire. D'autres faits analogues, que j'ai *disséqués*, m'ont toujours montré l'existence de ces parties.) — 8. Pied bot varus équin au troisième degré commençant. — 9. Pied gauche valgus peu prononcé.

Fig. 6. — Le fœtus hémicéphale de l'observation rapportée par M. Cerutti (observation XXII des auteurs), présentant : un bec-de-lièvre double avec absence des deux lèvres ; une ectopie du cœur ; pied bot varus équin au deuxième degré à droite et équin simple au premier degré à gauche. — 1 et 2. Poches membraneuses renfermant le détritus de la masse encéphalique. — 3. Œil droit complètement développé. — 4. Œil gauche rudimentaire. — 5. Cavité buccale agrandie communiquant largement avec les fosses nasales. — 6. Langue attirée au dehors et à gauche. — 7. Tubercules représentant les lèvres supérieure et inférieure. — 8. Cœur très allongé, aminci, échappé de la poitrine à travers une fente de l'extrémité inférieure du sternum et attaché par son sommet à la partie latérale gauche du crâne, immédiatement au-dessous de l'oreille. — 9. Oreillette unique donnant naissance à deux prolongements charnus qui se continuent avec les gros vaisseaux. — 9'. Appendice auriculaire. — 10. Corne externe de l'auricule donnant naissance à l'aorte. — 11. Corne interne recevant la veine cave. — 12 12 12. — Péricarde fendu antérieurement pour laisser voir les parties qu'il renferme. — 13. Extrémité fœtale du cordon. — 14. Vulve. — 15. Pied droit varus équin au deuxième degré. — 16. Pied gauche, équin commençant.

TAB. XXIV

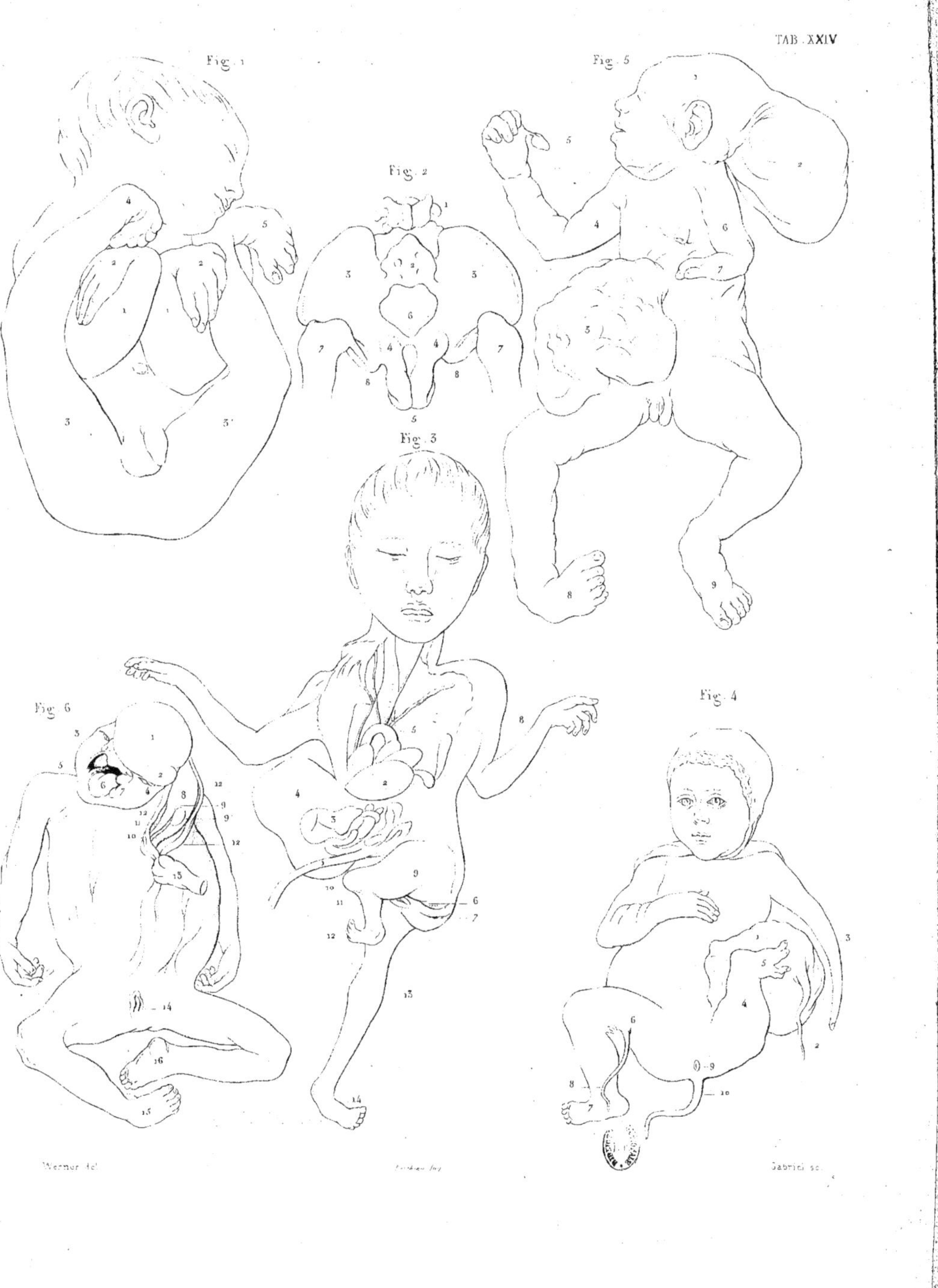

PLANCHES XXV, XXVI, XXVII, XXVIII

PLANCHE XXV

OBSERVATION I DU CHAPITRE III

Cette planche représente le sujet de l'observation I, chapitre III, *Difformités congénitales chez le fœtus et l'enfant*, p. 537.

FIG. 1. — Le tronc du sujet, avec les cinq dernières vertèbres cervicales, le membre supérieur gauche, et les deux membres inférieurs vus par leur face antérieure. La colonne vertébrale et les côtes sont mises à nu. Les muscles pectoraux du côté gauche et les muscles du membre supérieur du même côté sont préparés, ainsi que les psoas et ceux du membre inférieur du côté droit, afin de faire voir leurs dispositions respectives. Le membre inférieur gauche, intact, est représenté au trait. Toutes les parties de l'avant-bras sont vues en raccourci : — 1. Muscle deltoïde, moins développé en proportion que les autres muscles du membre. — 2. Grand pectoral. — 3. Biceps brachial, dur, tendu et fortement rétracté. — 4. Coraco-brachial. — 5. Brachial antérieur, très rétracté. — 6. Long supinateur, très fort, très raccourci. — 7. Premier radial externe. — 8. Deuxième radial externe. — 9. Grand abducteur du pouce. — 10. Petit extenseur du pouce. — 11. Grand extenseur du pouce. — 12. Extenseur commun des doigts. — 13. Grand pronateur. — 14. Grand palmaire. — 15. Petit palmaire. — 16, 16. Muscles psoas. — 17, 17. Muscles iliaques. — 18. Couturier. — 19. Droit antérieur. — 20. Pectiné. — 21. Premier adducteur. — 22. Grand adducteur. — 23. Droit interne. — 24. Tenseur du *fascia lata*. — 25. Moyen fessier. — 26. Vaste externe. — 27. Vaste interne. — 28. Jambier antérieur. — 29, 29. Long extenseur commun des orteils, allongé, aminci. — 30. Extenseur propre du gros orteil également allongé. — 31. Long péronier latéral. — 32. Court péronier latéral. — 33. Pédieux. — 34. Membre inférieur gauche entier, offrant la même flexion permanente de la cuisse et de la jambe, avec pied bot équin varus très prononcé.

FIG. 2. — Le même sujet, représenté par la face latérale droite, pour mieux laisser voir les difformités dont il est affecté. On voit la colonne vertébrale présentant une forte excurvation arrondie. On voit également le degré de flexion permanente de l'avant-bras et des genoux et les pieds bots, ainsi que la tension des muscles agents de ces difformités. — 1. Portion inférieure de la colonne cervicale. — 2. Colonne dorsale et 3, colonne lombaire fortement excurvée. — 4. Sternum. — 5, 5. Côtes. — 6. Cartilages costaux. — 7. Muscle long supinateur. — 8. Muscle premier radial externe. — 9. Grand pronateur fortement rétracté. — 10. Radial antérieur. — 11. Fléchisseur superficiel des doigts. — 12. Cubital antérieur, fortement rétracté. — 13. Grand psoas. — 14. Grand fessier. — 15. Droit antérieur de la cuisse. — 16. Vaste externe. — 17. Biceps crural (longue portion) et 17', biceps crural (courte portion), s'opposant avec force au redressement du genou. — 18. Demi-tendineux. — 19. Demi-membraneux. — 20. Portion du grand adducteur. — 21. Jumeaux raccourcis atrophiés. — 22. Soléaire également raccourci et arrêté dans son développement. — 23, 23. Extenseur commun des orteils, aminci, allongé. — 24. Long péronier latéral. — 25. Court péronier latéral. — 26. Pédieuses. — 27. Ligament annulaire du tarse. — 28. Membre inférieur gauche encore intact, représenté au trait. — 29. Talon gauche. — 30. Face plantaire tournée en arrière et un peu en dedans.

PLANCHE XXVI

OBSERVATION XIII DU CHAPITRE III

Cette planche représente le sujet de face et de profil de l'observation XIII, p. 599, offrant des difformités générales congénitales causées par la rétraction musculaire sans lésion apparente du système nerveux.

FIG. 1 de face. — 1. Brièveté du cou par élévation des épaules. — 2, 2. Saillie des deux articulations scapulo-humérales par atrophie paralytique des deltoïdes. — 3, 3. Articulations huméro-cubitales dans l'extension fixe. — 4, 4. Avant-bras en pronation extrême. — 5, 5. Flexion radio-carpienne des deux mains. — 6, 6. Articulations carpo-métacarpiennes luxées. — 7, 7. Cuisses demi-fléchies sur le bassin. — 8, 8. Genoux dans l'extension extrême et permanente des jambes sur les cuisses. — 9, 9. Deux pieds équins varus. — 10, 10. Excavations plantaires.

FIG. 2. — Représentant de côté les difformités indiquées dans la figure 1.

PLANCHE XXVII

OBSERVATION I DU CHAPITRE IV

Cette planche représente le sujet de l'observation I du chapitre IV, p. 620. Difformités générales postérieures à la naissance par rétraction musculaire convulsive, suite d'une chute à l'âge de dix-neuf mois d'un deuxième étage.

FIG. 1. — Sujet vu de face de manière à montrer l'ensemble des difformités dont il est atteint. — 1, 1. Yeux droit et gauche atteints de strabisme interne. — 2, 2. Clavicules saillantes et obliques de haut en bas. — 3, 3. Épaules projetées en avant. — 4, 4. Les deux bras tournés en dedans. — 5, 5. Coudes fléchis. — 6, 6. Avant-bras en pronation permanente. — 7, 7. Articulations radio-carpiennes fléchies, plus à gauche qu'à droite. — 8, 8. Flexion phalango-métacarpienne, les doigts restés droits. — 9, 9. Genoux déviés en dedans et très rapprochés par suite de l'adduction permanente des cuisses. — 10, 10. Deux pieds bots équins varus.

FIG. 2. — Le même sujet de profil, pour faire voir la projection des épaules en avant et en dedans, et les difformités des membres. — 1. Saillie et rotation en dedans de l'épaule. — 2. Rotation du bras en dedans. — 3. Enselure par rétraction des masses communes des deux côtés. — 4. Flexion des cuisses sur le bassin. — 5 Flexion anguleuse du genou gauche. — 6, 6. Renversement en dehors des deux pieds bots équins varus.

PLANCHE XXVIII

OBSERVATION II DU CHAPITRE IV

Cette planche représente le sujet dont l'histoire est rapportée observation II du chapitre IV, p. 630. Jeune homme de quatorze ans, affecté d'un grand nombre de difformités par rétraction musculaire résultant d'une affection convulsive survenue trois semaines après la naissance.

FIG. 1. — Le tronc vu par sa face postérieure : 1° forte déviation latérale de la colonne dorso-lombaire à gauche, trois courbures ; 2° difformité de l'épaule droite par suite de paralysie et d'atrophie des muscles, trapèze, rhomboïde, grand dorsal et deltoïde ; 3° luxation coxo-fémorale des deux côtés. — 1, 1. Ligne des apophyses épineuses. — 2. Sommet de la courbure principale. — 3. Sommet de la courbure supérieure. — 4. Sommet de la courbure lombo-sacrée. — 5. Moignon de l'épaule gauche, très aigu et fortement déjeté en dehors et en haut. — 6. Épaule droite plus arrondie et plus rapprochée du tronc. — 7, 7, 7. Contours de l'omoplate droite se dessinant parfaitement à l'extérieur, par suite de l'atrophie des muscles. — 8. Moitié supérieure du bord spinal de l'omoplate gauche fortement soulevée. — 9, 9. Membres supérieurs. — 10. Crête iliaque droite plus élevée que 11, celle du côté gauche. — 12. Plis cutanés entre la crête iliaque et le rebord costal à droite. — 13. Saillie formée par l'extrémité supérieure du fémur droit, luxée en arrière et en haut. — 14. Saillie formée par l'extrémité supérieure du fémur droit, luxée à gauche. — 15. Fesse droite plus élevée que 16. La fesse gauche.

FIG. 2. — Membres abdominaux avec l'extrémité inférieure du tronc, vus par leur face antérieure. On voit les caractères que présentent dans ce sens les luxations coxo-fémorales et les deux pieds bots équin à droite, valgus à gauche. — 1. Saillie formée par l'extrémité supérieure du fémur gauche, luxé en haut et en avant. — 2. Fesse droite, plus élevée que 3, la fesse gauche. — 4. Jambe gauche plus amaigrie que 5, la droite. — 6. Pied gauche valgus équin. — 7. Pied droit, équin composé au premier degré. — 8. Malléole interne gauche, plus basse que 9, celle du côté droit. — 10. Talon gauche également plus abaissé que 11, le talon droit. — 12 et 13. Saillies occasionnées par les tendons des muscles extenseur commun et péronier antérieur. — 14. Saillie occasionnée, au bord interne du pied gauche, par le scaphoïde et un coussinet graisseux. — 15. Bord interne du pied gauche devenu inférieur. — 16. Bord externe, devenu supérieur. — 17. Tendon de l'extenseur propre du gros orteil droit saillant par suite de rétraction. — 18. Les quatre derniers orteils du pied droit maintenus fléchis par la rétraction des fléchisseurs communs.

TAB XXV.

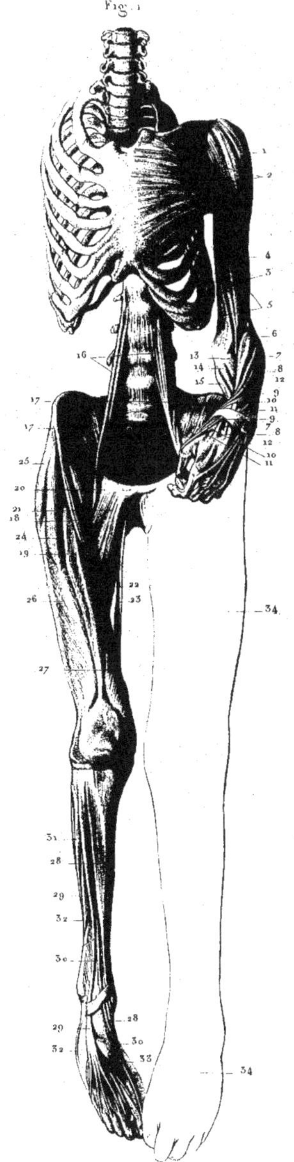

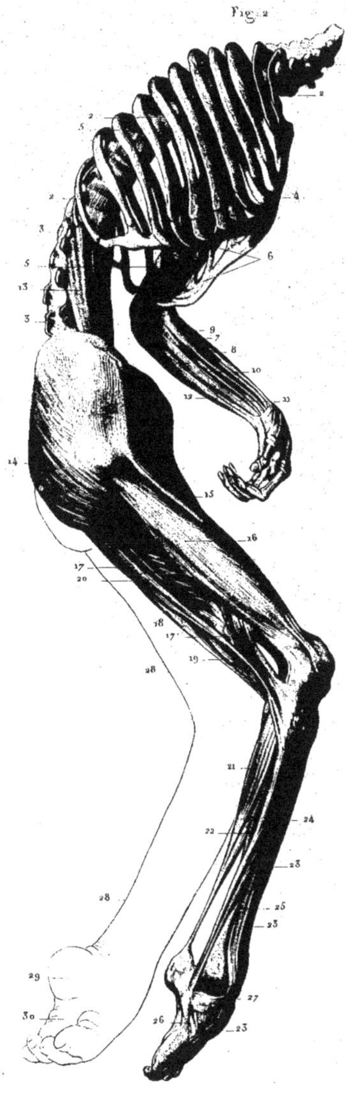

Gabriel sc

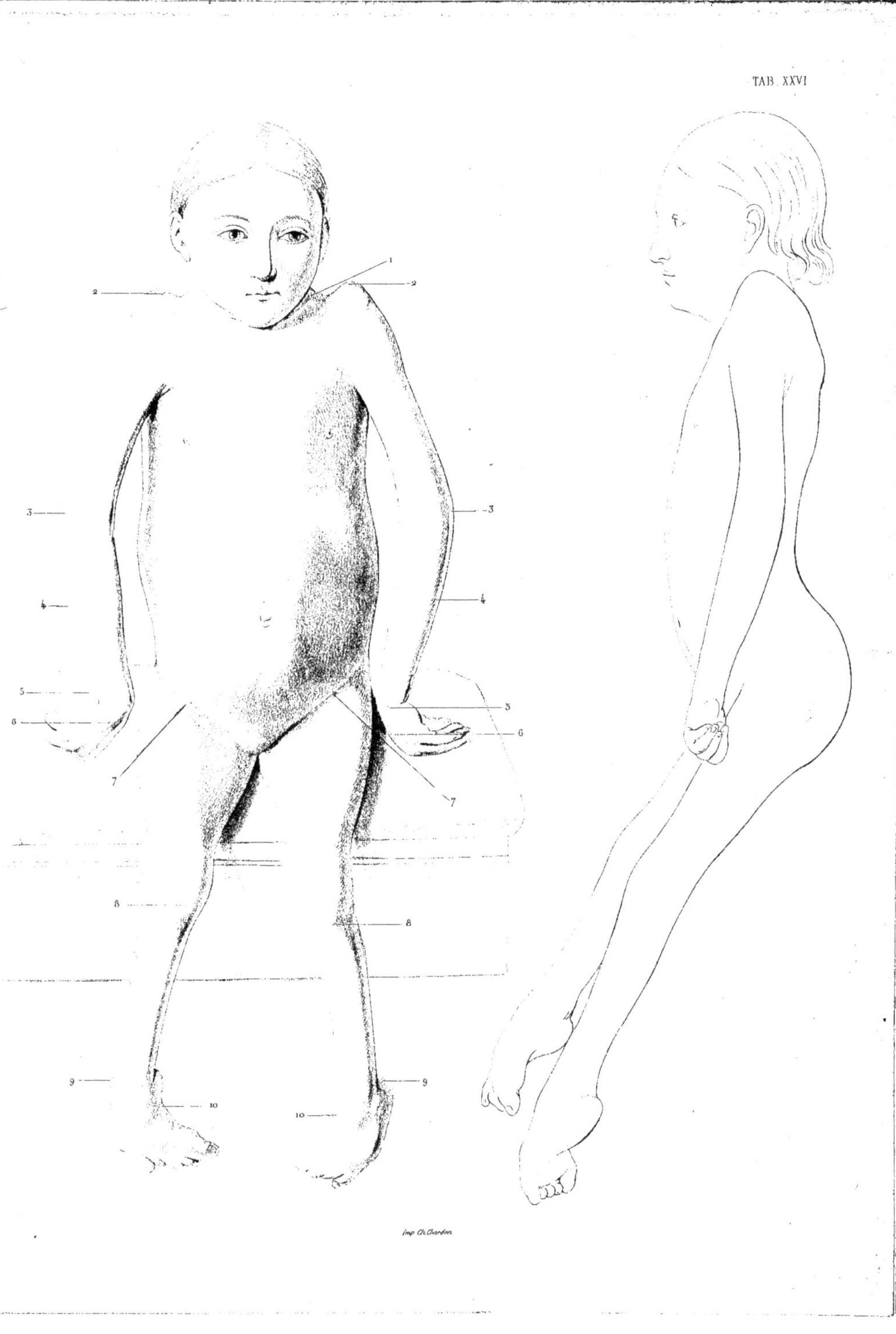

Imp. Ch. Chardon

TAB. XXVII

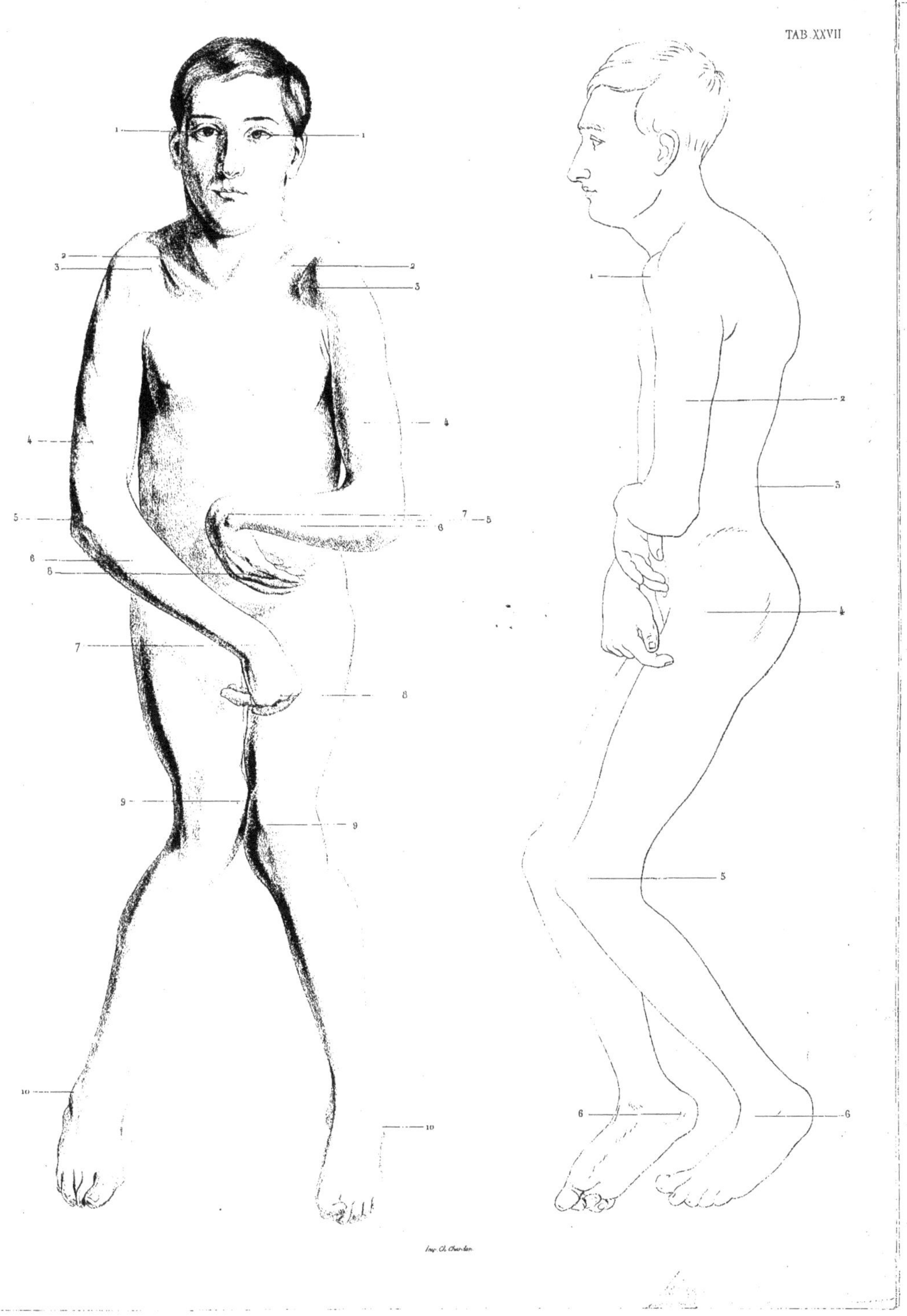

TAB. XXVII

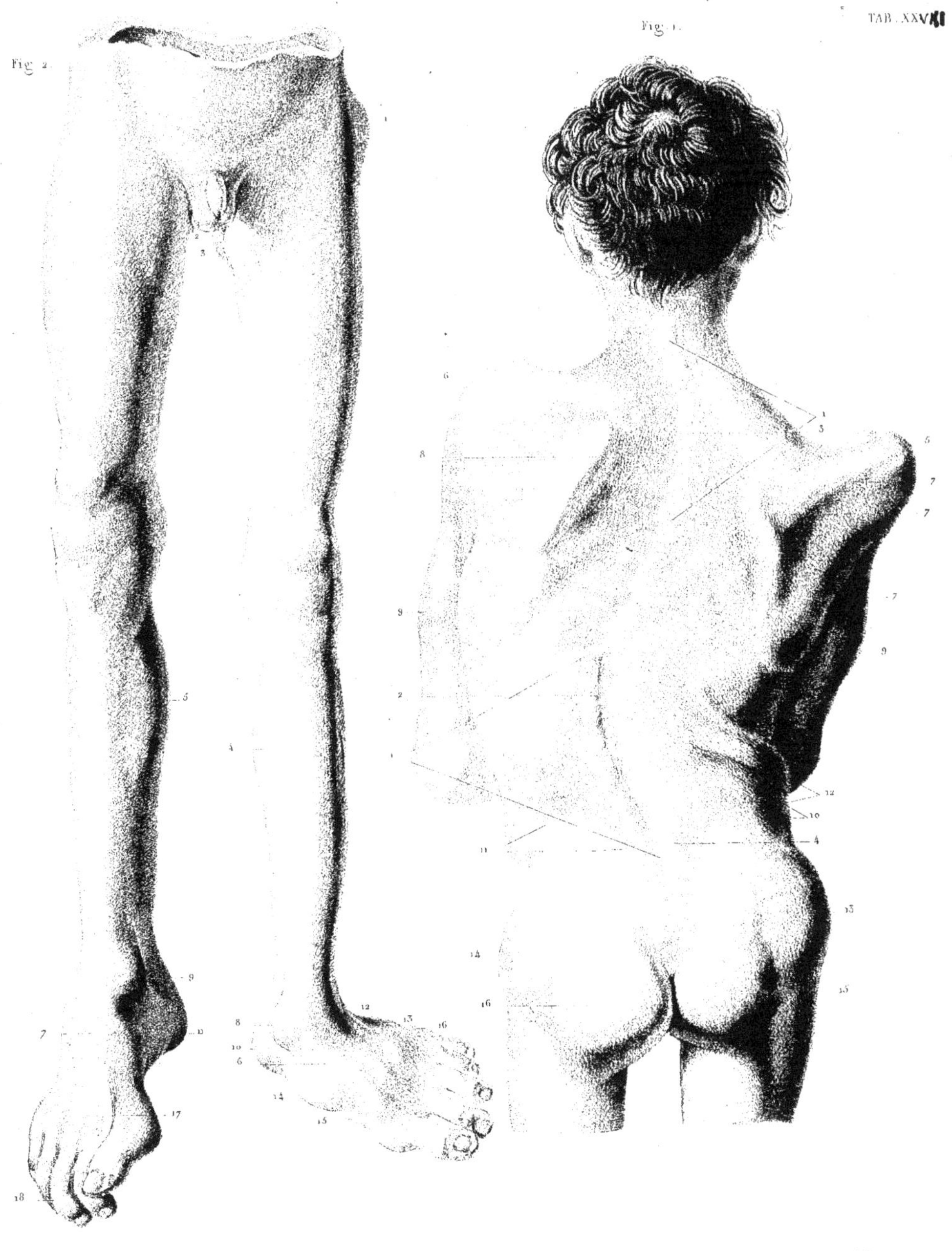

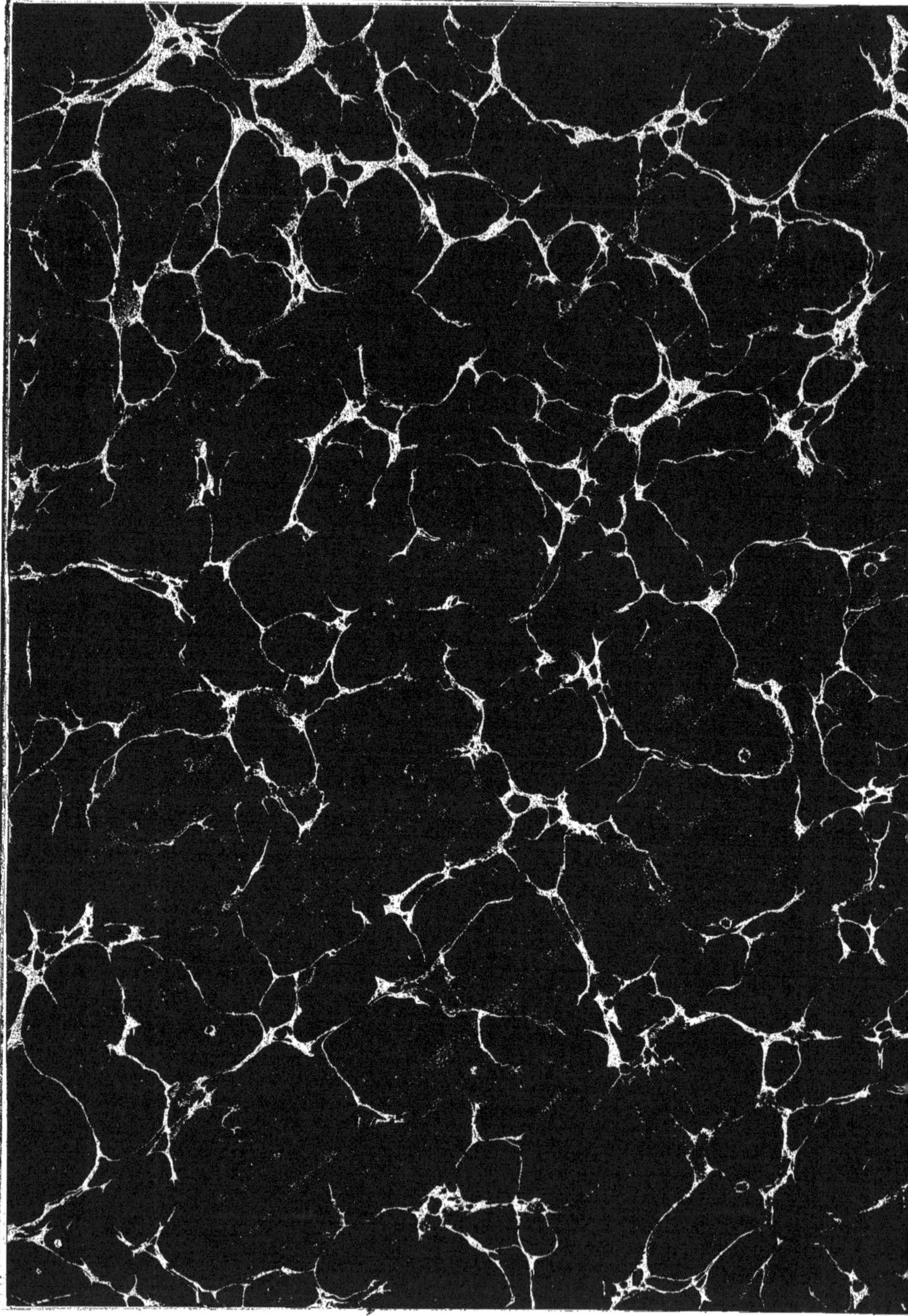

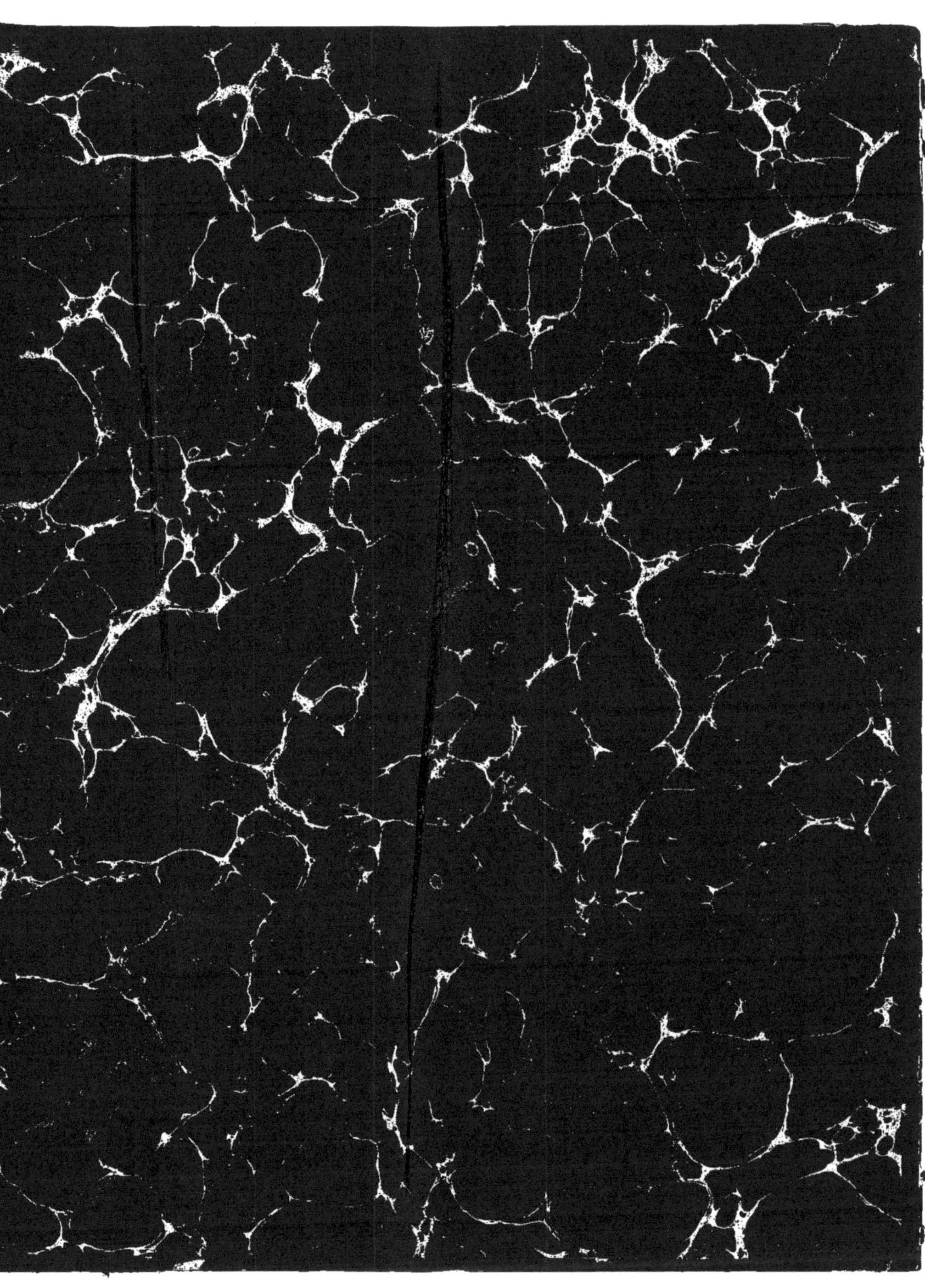

www.ingramcontent.com/pod-product-compliance
Ingram Content Group UK Ltd.
Pitfield, Milton Keynes, MK11 3LW, UK
UKHW021907260726
13966UKWH00006B/1197

9 782011 777539